# 口腔临床基本技术模拟训练

主　编　谢思静　孙卫斌

东南大学出版社
SOUTHEAST UNIVERSITY PRESS
·南京·

**图书在版编目(CIP)数据**

口腔临床基本技术模拟训练/ 谢思静,孙卫斌主编.
— 南京 : 东南大学出版社,2022.2
 ISBN 978-7-5641-9923-4

 Ⅰ. ①口… Ⅱ. ①谢… ②孙… Ⅲ. ①口腔疾病-诊
疗 Ⅳ. ①R78

中国版本图书馆 CIP 数据核字(2021)第 258384 号

责任编辑:陈潇潇　责任校对:咸玉芳　封面设计:余武莉　责任印制:周荣虎

**口腔临床基本技术模拟训练**

Kouqiang Linchuang Jiben Jishu Moni Xunlian

| | | |
|---|---|---|
| 主　　编 | 谢思静　孙卫斌 | |
| 出版发行 | 东南大学出版社 | |
| 社　　址 | 南京四牌楼 2 号　邮编:210096　电话:025-83793330 | |
| 网　　址 | http://www.seupress.com | |
| 电子邮件 | press@seupress.com | |
| 经　　销 | 全国各地新华书店 | |
| 印　　刷 | 南京玉河印刷厂 | |
| 开　　本 | 787 mm×1 092 mm　1/16 | |
| 印　　张 | 15.5 | |
| 字　　数 | 400 千字 | |
| 版　　次 | 2022 年 2 月第 1 版 | |
| 印　　次 | 2022 年 2 月第 1 次印刷 | |
| 书　　号 | ISBN 978-7-5641-9923-4 | |
| 定　　价 | 50.00 元 | |

＊ 本社图书若有印装质量问题,请直接与营销部调换。电话(传真):025-83791830。

口腔住院医师规培与专业硕士
双向接轨培养教材

# 编委会

主　编／孙卫斌

副主编／谢思静

主　审／胡勤刚

编　委／（以姓氏笔画为序）

王　翔　王　磊　王志勇　王铁梅

刘　玉　汤旭娜　孙卫斌　李　姮

李　煌　李佳岭　杨卫东　苗雷英

林梓桐　孟翔峰　胡勤刚　秦海燕

聂蓉蓉　黄丽娟　黄晓峰　谢思静

蒲玉梅　雷　浪

秘　书／杨　洁　吴　丽　柳慧芬


口腔临床基本技术模拟训练

# 编委会

主　编／谢思静　孙卫斌

副主编／聂蓉蓉　沈苏南

编　委／（按姓氏笔画为序）

丁　虹　卢晓林　刘　玉　汤旭娜

孙卫斌　杨　洁　吴　丽　沈苏南

张　婷　林梓桐　周　婷　聂晶晶

聂蓉蓉　郭世梁　黄丽娟　黄晓峰

葛孟轲　谢思静　雷　浪

秘　书／张　璇

# 序

  2014 年,教育部等六部门下发《关于医教协同深化临床医学人才培养改革的意见》(教研〔2014〕2 号),2017 年国务院办公厅下达了《关于深化医教协同进一步推进医学教育改革与发展的意见》(国办发〔2017〕63 号),其核心思想就是加快构建以"5＋3"(5 年临床医学本科教育＋3 年住院医师规范化培训或 3 年临床医学硕士专业学位研究生教育)为主体的临床医学人才培养体系。实现医学专业学位与住院医师规培双向接轨不仅是国家"医教协同"大政方针的要求,事实上也是建设临床医学人才队伍的迫切需要。

  改革开放以来,我国高等医学教育事业有了长足的发展,医学研究生培养已经具备了相当的规模,培养质量也得到了跨越式的提高。但毋庸讳言,医学研究生培养中"高分低能"的问题突出,尤其是许多专业学位研究生偏向于基础科学研究,以完成导师承担的自然科学研究基金项目为任务,临床专业培训不足的现象比较普遍。但另一方面,医学面临的是人体疾病这个自然界最复杂的问题,从事临床医学从本质上必须具备科学研究能力,临床医师培养不仅需要临床实践,更需要系统的理论教育和科学研究能力培养。"住院医师规范化培训"在我国已经推行了二十多年,但目前面临的最迫切的问题仍然是"规范化",也就是说事实上目前还没有形成成熟的培养"规范"。如果不把培养规范首先建立起来,"规培"面临的最大问题就是单纯的技能化和事务化,青年医师规培实际上就流于形式。

  国家医教协同医学人才培养改革正是为了解决这两个偏向问题。因此,医学专业学位教育与住院医师规培双向接轨的目标就是从制度上推动医学专业研究生必须坚守临床岗位,以临床患者为科学研究主要目标,而住院医师规培必须涵盖系统的理论教育和相应的科研训练。这不仅是医学人才建设的重大举措,而且将会对转化医学产生直接的推动作用。

　　"口腔住院医师规培与专业硕士双向接轨培养教材"为国家推行医教协同医学人才培养改革后,第一个完整体现口腔医学专业硕士与住院医师规培双向接轨培养的指导性系列教材。该教材包含了以医学人文、案例分析、模拟训练代表的口腔专业学位特色课程教材,以规范化临床训练为目标的操作与考核指导教材和以临床合理诊疗为中心的临床科研教材等三部分,贯穿了双向接轨培养的基础教育、专业教育和临床实践教育三个阶段。该教材体现了国家卓越医生培养的核心思想,同时侧重口腔医学职业素养和专业能力教育,并融合了南京大学人文和自然并重、基础与创新齐发的教育传统,在口腔医学高等院校双向接轨培养高层次优秀口腔医学人才方面有极好的指导意义。

南京大学副校长、医学院院长

张峻峰

2019 年 9 月 20 日

# 前言

口腔医学专业是一门实践操作性很强的学科。临床模拟训练课程是口腔医学生培养的重要环节，它发挥着沟通理论与实践、基础与临床、学校与社会的桥梁作用。为使学生更好地将理论与实践结合起来，在口腔医学本科阶段的技能训练教学要经过基础技能训练、虚拟训练、模拟训练、临床见习、临床实习等实践训练，是一个逐步加深、循序渐进的过程。其中，专业核心课程的仿真模拟技能训练课程，使学生的操作训练尽可能地与临床诊疗接轨，在学生专业理论与临床实践融通的过程中尤为重要。学生临床技能训练水平和竞赛水平在一定程度上已经代表了一个口腔医学院校的教学水平。

2014年以来，卫健委等国家六部委明确提出了"5＋3＋X"的临床医学人才培养机制。这也让口腔医学教育在不断审视我们以往的教学结构是否能够适应现代口腔医学人才培养目标。由于历史原因，我国口腔医学高等教育体系中，还长期存在本研培养脱节的问题，缺乏完整的本研贯通一体化的培养定位。该问题同样存在于科模拟训练课程中。由于研究生阶段缺乏进一步的模拟训练课程，在大量口腔专业核心课程中，出现本科模拟训练，要么内容不能好地与临床实践接轨，要么超出本科课程要求，定位不明确。此外，模拟训练课程受限于模拟训练的教学模型和教学设备。理想的模拟训练教学模型，是能够逼真地反应疾病色、形、质变化；标准化、均一化；安全无害；成本较低。因此，科学技术的发展也为模拟训练课程建设和发展起到了积极的促进作用。

我校口腔医学专业通过12年的教学探索和实践，提出了"以专业学位为主线、本研贯通一体化"的口腔临床医学生培养理念。以本研一体化的岗位胜任力为培养目标，设置"人文素质、专业核心、模拟训练、循证医学"四大板块的本研贯通核心课程。本书包括了模拟训练课程板块中，口腔临床专业核心课程77项模拟训练技术，与本套系列教材中《口腔住院医师口腔临床技术模拟训练》（也是专业学位硕士研究生模拟训练课教材)相互呼应。本书中专业核心课程的模拟训练内容在传统的课程上,内容和项目经过了重新调整和筛选。其前期课程是口腔本科低年级阶段的"基础技能训练"部分,后续课程是专业学位硕士研究生阶段或住院医师规培阶段的提高性模拟训练课程。因此,本书中的训练内容既是本科模拟训练的核心内容,同时也是本研贯通培养中起到承上启下的作用。

　　本书的另一个特点是,书中大量采用了在本校自创的口腔软、硬组织模拟训练教学模型,正是由于仿真模型的改进和创新,才使得学生模拟训练课程与临床实际更加接近,提高学生临床前期训练水平,以使得学生能够更形象地加深对理知识的理解,在临床实践时尽快融入和适应。本书中模拟训练项目与口腔客观结构化临床水平考核(OSCE)本科阶段中"临床技能"部分相对应,因此本书也是指导口腔医学生标准化操作、考前复习的重要资料。本书适用于口腔医学本科学生、专科学生专业核心课程模拟训练,住院医师基础技能训练,口腔医生继续教育基础技能训练。希望能够与读者共勉!

编者

**2020 年 8 月**

# 目录

## 第三章　口腔修复学

## 第四章　牙周病学

## 第五章　口腔正畸学

# 口腔颌面外科学
## 第一章

## 实验一　病史采集、口腔颌面部检查

### 【目的要求】

了解口腔颌面外科病人的一般检查方法,掌握口腔颌面外科病人的病史采集和门诊病历书写规范。

### 【实习内容】

1. 备好常用口腔及全身检查器械,并学会正确使用。

2. 互相进行问诊,并系统全面地检查颜面、口腔、牙、关节、涎腺、颈部等,对其他系统做相应检查,并对疾病部分做记录。

3. 书写检查报告和门诊病历。

### 【方法步骤】

#### 一、口腔检查

1. 口腔前庭检查(图1-1-1):依次检查唇、颊、牙龈黏膜、唇颊沟及唇颊系带情况,注意有无颜色异常、瘘管、溃疡或新生物,腮腺导管乳头有无红肿、溢脓等。

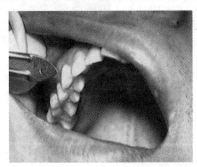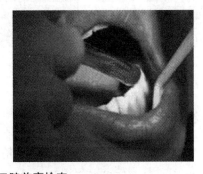

图1-1-1　口腔前庭检查

2. 牙齿咬合关系检查(图1-1-2):用镊子、探针以探诊和叩诊的方法检查牙体硬组织、牙周和牙尖等情况。注意是否有龋坏、缺损、探痛、牙齿松动等。

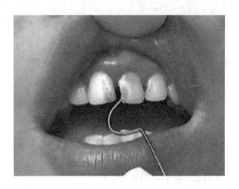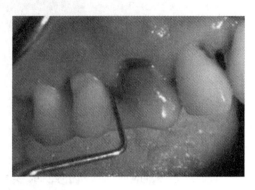

图1-1-2　牙体、牙周检查

检查咬合关系时,应区别正常𬌗和错𬌗,以确定其有无骨折、颌骨畸形、颌骨肿瘤和颞下颌关节紊乱等病变(图1-1-3)。

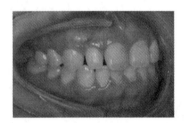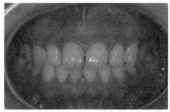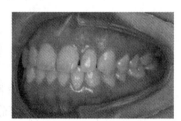

图1-1-3　咬合关系检查

3. 检查张口情况:以自身的食、中、无名三指合拢时三指关节的宽度,测量时以上下中切牙缘间距离为标准,将张口情况分为三度,即正常张口度、中度张口受限和牙关紧闭(图1-1-4)。

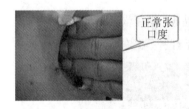

正常张口度

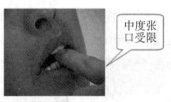

中度张口受限

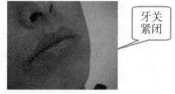

牙关紧闭

图1-1-4　张口情况检查

## 二、颌面部检查

1. 表情与意识神态检查:根据面部表情变化,判断是口腔外科疾病的表征还是全身疾病的反映,同时可了解患者意识状态、体质和病情轻重。

2. 外形与色泽检查:观察并比较颌面部的外形,检查左右是否对称,比例是否协调,有无突出或凹陷,皮肤的色泽、质地和弹性变化等。

3. 面部器官检查:注意眼部情况,如瞳孔大小、对光反射等,眼球的运动,视力及有无复视等,注意耳、鼻部是否有液体渗出及畸形缺损等。

4. 病变的部位和性质:注意明确病变的部位、大小、范围、形态及有无移动度、触痛、波动感、捻发音等体征。

5. 语音及听诊检查:检查有无腭裂语音、舌根部肿块的含橄榄语音和蔓状血管瘤的吹风样杂音,以及颞颌关节的弹响等。

### 三、颈部检查

1. 一般检查:注意观察颈部的外形、色泽、轮廓、活动,观察有无肿胀、斜颈、溃疡及瘘管。

2. 淋巴结检查:检查时患者取坐位,头稍低,略偏检查侧,使患者皮肤、肌肉松弛以便于触诊。检查者站在其右(前或后)方,手指紧贴检查部位,按一定顺序由浅入深滑动触诊。从枕部、耳后、耳前、腮、颊、颌下、颏下,胸锁乳突肌前后缘由上至下,颈前后三角,直至锁骨上凹。注意检查淋巴结所在部位、大小、数目、硬度、活动度,有无压痛或波动感及与皮肤或基底部有无粘连等。

### 四、颞颌关节检查

以两手小指伸入外耳道内,向前方触诊,两手拇指分别置于患者两侧耳屏前,嘱患者做张闭口运动,检查髁状突的动度及有无弹响、摩擦音等。另外,还需检查面部左右是否对称、下颌骨各部位有无畸形、中点是否居中、各关节区及咀嚼肌群有无压痛、下颌运动有无偏斜及咬合关系是否良好。

### 五、涎腺检查

腮腺触诊一般以食、中、无名三指平触为宜,忌用手指提拉触摸,颌下腺及舌下腺的触诊则常用双手合诊法检查。另外,还需检查各腺体的大小、形态、有无肿块,口内的导管有无充血、肿块、变硬,有无结石、泌液情况等。

# 实验二　常用口腔颌面外科手术器械

## 【目的要求】

掌握拔牙术中常用器械的种类、构造特点和使用方法，以便在拔牙手术时能够正确选择这些器械。

## 【实习内容】

1. 认识拔牙器械。
2. 学会准备拔牙器械。

## 【实验器材】

牙钳、牙挺、牙龈分离器、骨膜分离器、骨凿和骨锤、骨钳、骨锉、刮匙、止血钳、张口器、吸引器、组织镊。

## 【方法步骤】

拔牙术常用器械可分为主要器械和辅助器械。

### 一、牙钳

牙钳由三部分组成，即喙、关节和柄。牙钳根据口内解剖部位分为上、下牙钳和左、右牙钳，根据用途分为牙冠钳、牙根钳和乳牙钳。

#### （一）上、下牙钳的区别

上牙钳：喙与柄成一直线，或成近 180°角。上颌后牙使用刺枪式牙钳，其喙与柄几近平行。当喙与柄不成一直线而形成钝角时，柄也有相应的弯曲度，使整个牙钳成为"S"形。这种弯曲的目的是使牙钳能避开口角、上牙和下颌骨的阻挡(图 1-2-1)。

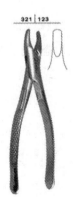
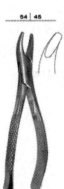
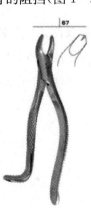

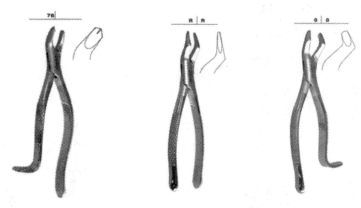

**图 1-2-1　各类型上牙钳**

下牙钳：喙和柄成直角，或稍大于直角的钝角，这种弯曲也是为了避开口角和上牙的阻挡(图1-2-2)。

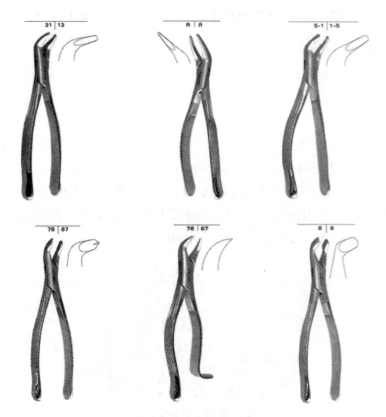

**图 1-2-2　各类型下牙钳**

## (二) 左、右牙钳的区别

多数牙钳不分左右，只有上颌第一、第二磨牙钳才分左右，原因是该牙的三根当中有两个在颊侧、一个在腭侧，颊侧牙钳喙是尖的。

### （三）牙冠钳与牙根钳的区别（图1-2-3）

1. 牙冠钳喙宽大，牙根钳喙窄小。
2. 牙冠钳喙一般较牙根钳短。

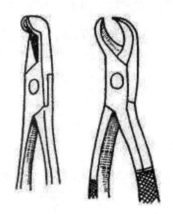
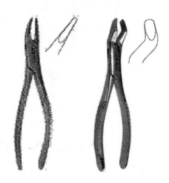

图1-2-3　牙冠钳（左）与牙根钳（右）的区别　　　　图1-2-4　乳牙钳

### （四）乳牙钳的特点（图1-2-4）

乳牙钳一般比较短小。

## 二、牙挺

牙挺由喙、杆和柄三部分构成（图1-2-5）。根据大小不同可分为牙挺与牙根挺。

握持方法：右手掌心握住牙挺的柄，食指固定在牙挺的杆上，以防止牙挺在滑脱时损伤软组织。应用牙挺时，强调支点的正确选择，只能以牙槽突为支点，而不应当以牙齿为支点。要很好地控制施力的大小和方向，左手手指一定应支持在被挺的牙齿和邻牙齿上。左手同时具有牵开并保护口腔软组织的作用。

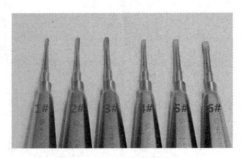

图1-2-5　各类型牙挺

## 三、辅助器械

1. 牙龈分离器：是成对的，凹的一面向着牙齿，突的一面向着牙龈，每次拔牙时用以分离牙龈。在没有龈分离器时，可用探针代替（图1-2-6左）。

2. 手术刀片:常用 15 号和 11 号刀片(图 1-2-6 右)。

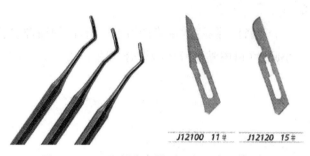

图 1-2-6　牙龈分离器(左)和手术刀片(右)

3. 骨膜分离器:常用的骨膜分离器有两种,在口腔内多用小骨膜分离器分离骨膜,较大的骨膜分离器还可用于牵引龈片(图 1-2-7)。

4. 骨凿和骨锤:用以凿去骨质或劈开牙齿。在凿牙槽骨时,最好用窄骨凿;在劈开牙齿时,最好用宽骨凿。骨锤一般不消毒,由护士使用。因此,应当防止手术中已被污染的骨凿的末端与其他器械接触,在下颌骨用骨凿时,一定要用左手支持下颌骨(图 1-2-8)。

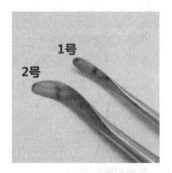

图 1-2-7　骨膜分离器

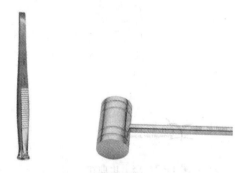

图 1-2-8　骨凿(左)和骨锤(右)

5. 骨钳:形似牙钳,在两柄之间有弹簧,用以剪去小块骨突,如过高的牙槽中隔(图 1-2-9)。

6. 骨锉:用以锉平细小的骨突和锐利的骨缘,锉后常遗留很多细小骨碎片在伤口内,要仔细刮除干净(图 1-2-10)。

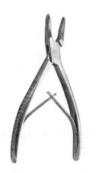

图 1-2-9　骨钳

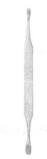

图 1-2-10　骨锉

7. 刮匙:用以刮除牙槽窝内骨碎片、牙碎片以及肉芽组织(图1-2-11)。

8. 缝针、缝线:常用缝针为小三角针(颌面部皮肤缝合,较锋利)以及小圆针(口内黏膜及牙龈缝合)(图1-2-12);常用缝线则为黑丝线。

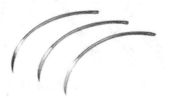

图1-2-12 各类型缝合针

9. 止血钳:常用蚁式止血钳(图1-2-13)。

10. 张口器:用以帮助口张开(图1-2-14)。

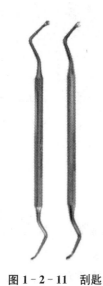

图1-2-11 刮匙

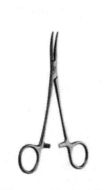

图1-2-13 止血钳

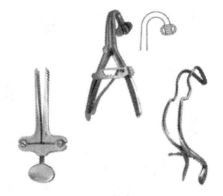

图1-2-14 各类型张口器

11. 吸引器:用以帮助消除口腔和伤口内积液,使手术野更清楚(图1-2-15)。

12. 组织镊:偶尔用以夹持软组织(图1-2-16)。

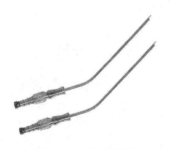

图1-2-15 吸引器

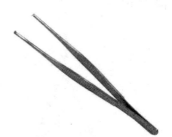

图1-2-16 组织镊

# 实验三　外科无菌、隔离及手术准备技术

## 【目的要求】

1. 掌握口腔颌面外科无菌操作技术及流程。
2. 掌握手术室洗手、消毒、铺巾技术。
3. 掌握清洁伤口和感染伤口的换药技术。
4. 了解换药常用药物及使用方法。

## 【实习内容】

1. 无菌操作技术。
2. 换药技术及常用药物。

## 【实验器材】

一次性无菌包、生理盐水、碘伏、纱布、无菌镊子、消毒棉球、一次性外科手术手套。

## 【方法步骤】

### 一、器械的消毒

1. 高压蒸汽消毒法:将器械放置于高压蒸汽灭菌器内,温度上升至 120～134 ℃,消毒 30～40 min。如无条件,也可用煮沸法消毒,但效果不如高压蒸汽消毒。

2. 冷灭菌法(气体灭菌法):对不耐高温的器械及物品,如塑料制品、光学仪器等,可采用环氧乙烷气体进行消毒灭菌。器械在消毒前应擦净表面的油脂,若中途加入另外物品,应重新计时。

### 二、手术衣及布类敷料的灭菌

采用高压蒸汽消毒。

### 三、缝合材料的消毒

丝线采用煮沸法消毒,煮沸 5 min 备用。

## 四、外科手处理(图 1-3-1)

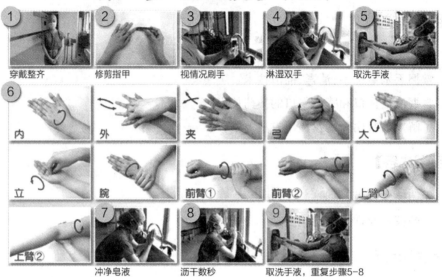

# 第一步　卫生洗手（两遍）

穿戴整齐　修剪指甲　视情况刷手　淋湿双手　取洗手液

内　外　夹　弓　大

立　腕　前臂①　前臂②　上臂①

上臂②　冲净皂液　沥干数秒　取洗手液，重复步骤5-8

# 第二步　干手

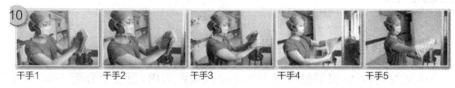

干手1　干手2　干手3　干手4　干手5

# 第三步　外科手消毒（三次）

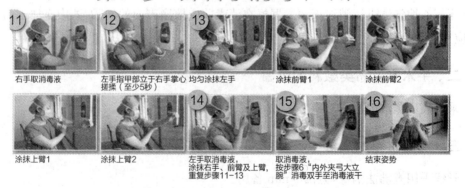

右手取消毒液　左手指甲部立于右手掌心搓揉（至少5秒）　均匀涂抹左手　涂抹前臂1　涂抹前臂2

涂抹上臂1　涂抹上臂2　左手取消毒液，涂抹右手、前臂及上臂，重复步骤11-13　取消毒液，按步骤6"内外夹弓大立腕"消毒双手至消毒液干　结束姿势

图 1-3-1　外科手处理

### 五、手术前准备

1. 手术前应先了解患者的病史,根据体格检查和实验室检查结果做出诊断。了解手术理由、手术计划和步骤以及选用的麻醉方法。

2. 手术区准备:应在手术前一日为患者淋浴、更衣、剃头,进行手术区皮肤剃刮等。

3. 与口腔相通或口内的手术应于手术前一日做口腔洁治。口内的残根、残冠、松动牙应在手术前拔除。如腭裂手术,应在术前 2～3 d 用抗生素滴鼻,减少口咽的细菌。

4. 对大手术或易出血的手术,应考虑手术中需要进行输血,应于手术前一日备血。

5. 手术前医嘱应于手术前一日开好,其内容因手术类型而异,一般包括:① 手术名称;② 手术时间;③ 麻醉方法;④ 手术前用药,小儿应称体重,根据实际体重用药;⑤ 需全身麻醉者术前晚洗肛,手术当日晨禁食、禁水;⑥ 术前皮肤准备的部位和范围。

### 六、手术后的处理

1. 接受全身麻醉的患者手术后最好安置在复苏室,应有安静的环境,在未完全清醒前应有专人守护。

2. 饮食:接受全身麻醉的患者手术后 6 h 内禁食、禁水,术后饮食应保证足够的营养,并应注意伤口的保护;口周与口内手术术后以进软体饮食为宜,但口内切口长、多者应置胃管鼻饲。

3. 伤口的护理:应观察伤口的出血和肿胀情况。观察敷料是否浸湿、污染伤口,应保证创口干燥、清洁;注意敷料是否妥当,有无脱落、移位,是否过紧而压迫组织,影响血液循环。

4. 手术后药物的应用:可依手术的大小及病情给予抗生素以预防感染。按病情需要可输液或输血。

5. 手术结束时的处方:处方内容应包括以下几项。① 病情情况;② 患者采用的体位;③ 采取的护理级别;④ 患者采用的饮食类型;⑤ 注意事项;⑥ 所用药物及特殊处理等。

### 七、参加手术人员的准备工作

1. 凡参加手术的人员应于术前一日了解自己在手术中的角色和职责,了解手术计划与步骤。应准时到手术室,更衣、洗手。更衣时应将衣袖挽至肘上 3 cm,戴口罩,换鞋,用帽子将头发全部遮住,修剪指甲,然后到洗手间按常规洗手。

2. 洗手后进入手术室内,穿无菌手术衣,戴手套。如充当助手,则在穿手术衣前先进行手术区的消毒工作,应注意手术野是否暴露足够以便于手术的进行,并注意患者体位是否舒适,如不合适应纠正。

3. 手术区的消毒：用 0.5% 氯己定消毒面颈皮肤。口腔黏膜及小儿皮肤用 0.25% 氯己定消毒 3 次。先消毒口内，后消毒口外。原则上应从手术区中心开始向周围消毒，范围应宽，最低限度应对在手术切口外 10～15 cm 内的皮肤进行消毒（感染伤口，则应从清洁的周围开始，再涂擦到患处）。

4. 无菌单的铺巾法：当皮肤消毒结束后，即开始铺盖无菌单，口腔颌面部手术应用无菌单包头。其步骤是由司械递给 2 张无菌单，将此 2 张无菌单塞入患者头下，将下面一条无菌单放下，用手中的无菌单将患者头包好。包头时应注意手不得接触头发，以免污染。一般手术要将患者眼一起包起，用帕镊夹稳。用 3 张或 4 张无菌单铺盖手术区，使手术暴露区呈三角形或四方形，用帕镊固定，然后由司械铺盖大的有孔巾。此时助手应再次用聚维酮碘或其他消毒液纱布涂擦双手，然后穿手术衣，戴手套。如果手术需要用麻醉架将手术区与麻醉区分开，则用第三种铺巾法。

5. 参加手术人员的位置：一般主刀站于患者右侧，右下为器械台与司械，第一助手及第二助手站于患者左侧，有时主刀站于患者头上方更易于操作。

6. 参加手术的人员必须熟悉器械台上器械的正规布置及各种器械的名称和用法。一助手协助主刀进行工作，如止血、结扎等；第二助手应尽量使手术区暴露清楚，一般用钝头拉钩牵引组织瓣，并协助主刀和第一助手进行工作；司械应负责整个手术过程器械的传递，要求动作迅速、准确。

# 实验四　牙槽外科麻醉

## 【目的要求】

1. 掌握口腔手术局部麻醉的适应证，上牙槽后神经阻滞麻醉、上颌前牙阻滞麻醉、下牙槽神经阻滞麻醉和浸润麻醉的操作方法及并发症。

2. 掌握拔牙体位的调节、术区消毒及器械准备。

3. 熟悉三叉神经的解剖部位、特点及其临床应用意义。

4. 熟悉常用麻醉剂如利多卡因、普鲁卡因、丁卡因的特性。

## 【实习内容】

1. 一次性口腔注射器及其使用方法。

2. 仿真头模上拔牙体位的调节、术区消毒及器械准备。

3. 常用麻醉剂准备方法。

4. 仿真头模麻醉方法操作。

## 【实验器材】

一次性口腔检查盘、5 ml 注射器、2% 利多卡因、碘伏棉球。

## 【方法步骤】

### (一)上颌神经末梢浸润麻醉(图 1-4-1)

1. 刺入点:口腔前庭沟正对需要拔除牙齿的牙根尖唇(颊)面黏膜转折处。

2. 进针方向:针尖斜面向着牙槽突表面,先与黏膜呈 45°角,刺到黏膜下骨膜上之后,使针与骨面平行,继续向根尖部推进。

3. 剂量:1~1.5 ml。

4. 麻醉范围:注射区黏膜、骨膜、牙髓及牙周膜。

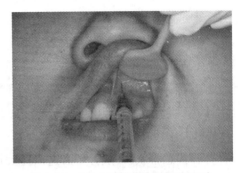

图 1-4-1 上颌神经末梢浸润麻醉

5. 进针时的注意事项:进针要贴着牙槽突骨膜表面,遇到阻力应稍退出,改变方向,然后再徐徐刺入。在需要麻醉三个牙齿的范围时,则将针退到黏膜下改变方向,刺入相邻牙根尖处再注射麻药;若需要麻醉三个以上的牙齿,则刺入后走行的方向宜与前庭沟平行。

### (二)上牙槽后神经阻滞麻醉(图 1-4-2)

1. 刺入点:于上颌前庭沟相当于倒数第二磨牙远中颊侧根之黏膜转折处。

2. 进针方向:针尖斜面向着骨面。针筒与同侧上颌后牙殆面成 45°角,向上后内方刺入,在刺入过程中,同时要将针筒向口角外展,其目的在于使针尖始终沿着上颌骨后外侧面的弧形表面滑动。嘱病人不要大张口,而应当半张口,以使唇颊肌肉尽量松弛,以便左手持口镜将口角后上拉开。

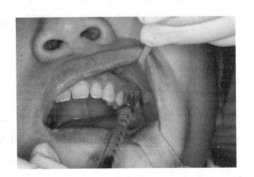

图 1-4-2 上牙槽后神经阻滞麻醉

3. 深度:2~2.5 cm。

4. 剂量:2~3 ml。

5. 麻醉范围:同侧磨牙(第一磨牙近中颊根除外)牙髓、牙周膜、颊侧牙槽突、骨膜以及相对的颊黏膜。

6. 注意事项:若无磨牙,则以颧牙槽嵴为标志。

### (三)腭大孔腭前神经阻滞麻醉(图1-4-3)

1. 刺入点:同侧上颌第二磨牙的腭侧龈缘中点到腭中线连线的中点。在磨牙缺失时,则在硬腭后缘之前0.5 cm。

2. 进针方向:将筒摆在对侧下颌单尖牙与第一双尖牙之间,与上牙咬合平面成45°角,向上后外方向循刺入点的黏膜表面垂直刺入。

3. 深度:以针尖触及骨面为度。

4. 剂量:不超过0.5 ml。

5. 麻醉范围:同侧磨牙、双尖牙腭侧黏膜、骨膜和骨组织以及同侧硬腭,向内达中线,往前可到单尖牙牙腭侧为止。

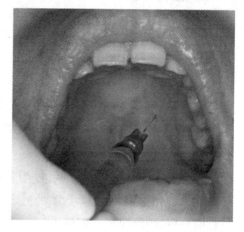

图1-4-3 腭大孔腭前神经阻滞麻醉

6. 注意事项:一般针不必进入腭大孔,应当在针尖抵到骨面时才开始注射。

### (四)门齿孔鼻腭神经阻滞麻醉(图1-4-4)

1. 刺入点:在上颌中切牙腭侧,腭中缝与左右单尖牙连线的交点上。表面有腭乳突覆盖。

2. 进针方向:先将针筒摆在左侧或右侧上颌单尖牙处,使针尖斜面向着骨面,从腭乳突的侧缘刺入黏膜,然后将注射器摆到中线上,使注射的方向与中切牙的长轴平行,刺入门齿管内。

3. 深度:0.5~0.7 cm。

4. 剂量:0.25~0.5 ml。

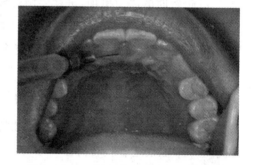

图1-4-4 门齿孔鼻腭神经阻滞麻醉

5. 麻醉范围:两侧尖牙连线前腭侧的牙龈、黏骨膜、牙槽突等,尖牙腭侧与腭前神经有吻合,因此在尖牙腭侧的远中组织不能获得麻醉效果。

6. 注意事项:注射针一定要进入门齿管内方有良好效果。注射针进入深度不能超过1 cm,以免进入鼻腔。

### (五)下齿槽神经和舌神经阻滞麻醉口内注射法(图1-4-5)

1. 刺入点:在翼下颌韧带中点外侧3~4 mm,相当于下颌磨牙咬合平面上1 cm之黏膜上。或是相当于颊脂垫尖处,若上下颌磨牙缺失,则以上下颌磨牙区牙槽骨距离的中点为标志。

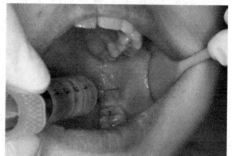

图1-4-5 下齿槽神经和舌神经
阻滞麻醉口内注射法

2. 进针方向:将针筒摆在对侧下颌双尖牙区,使针筒与下牙咬合平面平行。

3. 深度:以接触下颌支内侧骨面为度,一般深达 2~2.5 cm。

4. 剂量:3~4 ml。其中 2 ml 在针尖抵着骨面时注射,以麻醉下齿槽神经。另外 1 ml 则在退针 0.5 cm 时注射,以麻醉舌神经。

5. 麻醉范围:同侧所有下颌牙牙髓、牙周膜、唇颊侧牙槽突、骨膜、下颌前牙及双尖牙区唇(颊)侧牙龈、同侧下唇。

6. 注意事项:在注射时病人要尽量张大口,若是刺入深度超过 2.5 cm 仍未能触及骨面,多半是方法不正确,应当退出,重新确定刺入点和进针方向。

# 实验五　口腔颌面外科基本技术

## 【目的要求】

1. 掌握口腔颌面外科切开技术。
2. 了解切开操作注意事项。
3. 掌握常用颌面外科缝合技术。

## 【实习内容】

1. 口腔颌面外科组织切开技术。
2. 口腔颌面外科缝合技术。

## 【实验器材】

实验用 3D 打印仿真皮肤、手术刀片(15♯)、手术刀柄、持针器、止血钳、整形镊、手术用缝针线、线剪、标记笔。

## 【方法步骤】

1. 颌面外科组织切开(图 1-5-1)

(1) 切口选择的基本原则

① 切口应选择于病变部位附近,通过最短途径以最佳视野显露病变。

② 切口应对组织损伤小,不损伤重要的解剖结构如血管神经等,不影响该部位的生理功能。

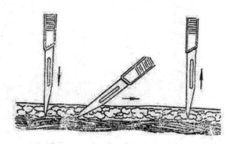

图 1-5-1　颌面外科组织切开

③ 尽量照顾美观，不遗留难看的瘢痕，如颜面部手术切口应与皮纹一致，并尽可能选取较隐蔽的切口。

④ 切口必须有足够的长度，使能容纳手术的操作并放进必要的器械，切口宁可稍大而勿太小，并且需要时应易于延长。

（2）方法及要点：将选定的切口线用 1‰亚甲紫画上标记，外涂 2.5%或 3%碘伏，然后消毒皮肤及铺巾，较大的切口由手术者与助手用手在切口两旁或上下将皮肤固定，小切口由术者用拇指及食指在切口两旁固定，术者拿手术刀，将刀腹刃部与组织垂直，防止斜切，刀尖先垂直刺入皮肤，然后再转至与皮面成 45°斜角，用刀均匀地切开皮肤及皮下组织，直至预定切口的长度，再将刀转成 90°与皮面垂直方向，将刀提出切口。

切开时要掌握用刀力度，力求一次切开全层皮肤，使切口呈线状，切口边缘平滑，避免多次切割导致切口边缘参差不齐，影响愈合。

2. 颌面外科缝合技术

（1）创口原位缝合法，用于无组织缺损，整齐、无张力的创口复位缝合。

① 单纯缝合：即将切开的组织边缘对正缝合，可分为间断缝合和连续缝合两种。间断缝合即每缝一针打一个结，常用于肌、筋膜和皮肤的缝合，一般采用结在上的正缝法；但在皮下缝合时，为减少线头对组织愈合的刺激干扰，可采用结在下的反缝法（图 1-5-2）。

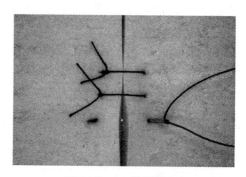

图 1-5-2 单纯缝合

② 外翻缝合（褥式缝合）：适用于创缘较薄的黏膜、松弛的皮肤以及有内卷现象的创缘缝合，其特点是能有更多的创缘组织面外翻接触，以保证创口愈合。外翻缝合又有纵式和横式之分，选择时应考虑创缘血供方向，使其与缝线方向一致。为防止横式外翻缝合造成创缘缺血、坏死，缝合时边距不宜过大（一般不超过 3～4 mm），针距也应适当加大，其间若加以间断缝合则效果更为理想（图 1-5-3、图 1-5-4）。

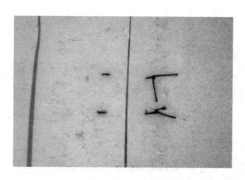

图 1-5-3 水平褥式

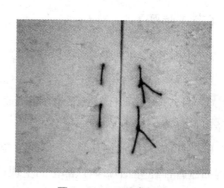

图 1-5-4 垂直褥式

③ 皮内缝合:指真皮层内的缝合,也分为间断和连续两种,其优点是术后瘢痕小,但术者技巧很高才能达到正确对位,故仅用于整复小手术(图1-5-5)。

(2) 张力创口缝合法(图1-5-6)

① 潜行分离:适用于张力较小的创口,即在创口两侧行锐性潜行分离,使其在无张力的状态下拉拢缝合。

② 辅助减张法:潜行分离后仍感有一定张力,即可采取此法,常用的有纽扣减张法,火棉胶、松香乙醚无菌纱布、蝶形胶布粘贴减张法和唇弓减张法等。

③ 附加切口减张法:组织缺损过多、广泛潜行分离后仍感张力很大时,可采取此法扩大潜行分离的范围,分散和松弛创缘张力;也可采取转移局部皮瓣的方法减轻或消除张力,保证创口愈合。

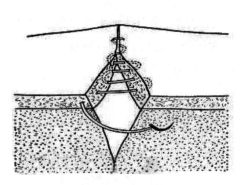

图1-5-5 皮内缝合

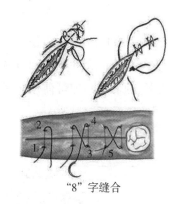

"8"字缝合

图1-5-6 "8"字减张缝合

(3) 一些特定情况下的缝合法

① 组织内死腔缝合法:死腔可形成创口内积液或积血,继而发生感染,故在缝合时应特别注意消灭死腔,以保证创口顺利愈合。方法是分层次地把相同组织对位缝合,必要时可带缝深层组织,如组织缺损过多,为消灭死腔,就近转移一块组织(皮下组织、肌肉组织等)即可奏效(图1-5-7)。

② 三角形皮瓣的尖端缝合法:整复手术中三角形皮瓣的尖端缝合最为重要,处理不当会影响血运,造成尖端组织坏死(图1-5-8)。

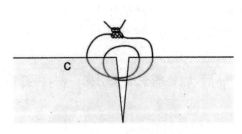

图1-5-7 组织内死腔缝合

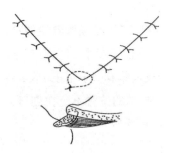

图1-5-8 三角形皮瓣的尖端缝合

③ 两侧创缘厚薄不均或高低不等的缝合法：薄、低侧组织要多而深地缝，而厚、高侧组织要少而浅地缝，如此缝合后创缘两侧即可调整到同一水平面上（图1-5-9）。

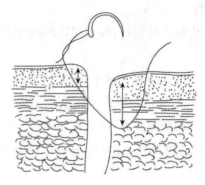

图1-5-9 两侧创缘厚薄不均的缝合法

④ 两侧创缘长度不等的缝合法：临床上俗称"猫耳朵"，临床上均采用附加切口、游离后转移、重新对位缝合的方法加以解决；也可在创缘末端向长的一侧做一斜形切口，然后剪除三角形皮肤一块，即可使创缘对齐（图1-5-10）。

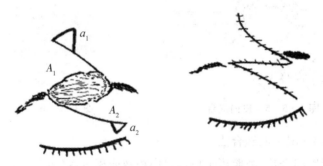

图1-5-10 两侧创缘长度不等的缝合法

（4）口内缝合术打结注意事项

① 打结收紧时，两手用力点和结扎点三点应在一条直线上；在收紧线结时，两手用力要均匀，如果一手紧一手松，则易形成滑结而滑脱。

② 无论用何种方法打结，相邻两个单结的方向必须相反，即两手应交叉，否则易打成滑结而松动。

③ 打结时，必须顺着线的穿行方向用力拉紧，否则极易折断结扎线。

④ 深部打结时，可以在打结后以一手拉住线的一端，另一线端可用另一手食指在近结扣处反向推移，均匀用力收紧结扣。

⑤ 打结的位置不应在创口上。打好第一个结后，应将两根线头引向一侧，再打第二个结，以免松脱。

# 实验六　牙拔除术

## 【目的要求】

掌握牙拔除术的适应证,通过对全身状况的评估筛选禁忌证,做好拔牙术前的准备,了解拔牙器械的原理,熟悉拔牙的基本步骤、各类牙拔除术。

## 【实习内容】

1. 掌握牙拔除术的适应证。
2. 掌握拔牙的基本步骤。
3. 掌握各类牙拔除术要点。
4. 掌握系统性疾病对牙拔除术的影响。

## 【实验器材】

一次性口腔检查盘、各类拔牙钳、碘伏棉球、牙龈分离器、牙挺、持针器、缝合针线(3－0慕斯线)。

## 【方法步骤】

### 一、拔牙前的准备

1. 术前准备
① 充分沟通。
② 询问病史。
③ 认真检查:拔哪颗牙？需要拔吗？为什么拔？如何拔除？
2. 患者体位
① 上颌牙:与地平面呈 45°~60°角。
② 下颌牙:与地平面平行。
③ 椅位高度:与术者肘关节平齐;术者位于患者右前、后方。
3. 手术区准备
口腔初步消毒:漱口液含漱。
术区消毒:1%或2%碘酊、0.5%碘伏。
4. 器械准备:选择合适的拔牙器械(图1－6－1)。

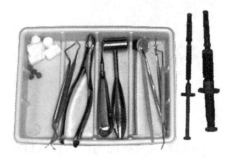

图 1-6-1 拔牙器械准备

5. 拔牙基本步骤

（1）分离牙龈。放置位置：分离器紧贴牙面。先唇颊侧，再舌侧，防止牙龈撕裂（图 1-6-2）。

（2）挺松患牙。放置位置：近中颊侧牙槽嵴。注意：舌侧原则上不安放，邻牙不能作为支点。注意保护临近组织和对颌牙齿，注意用力控制。对坚固不松动牙，冠破损不易放置牙钳者，可先用牙挺（图 1-6-3）。

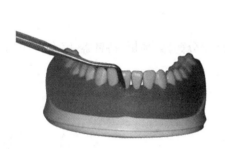

图 1-6-2 分离牙龈

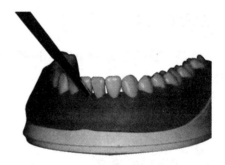

图 1-6-3 挺松患牙

（3）安放牙钳。选择合适的器械，先舌、腭，后唇、颊，直达牙颈部，夹牢并核对牙位，保护周围牙周组织。注意动作幅度和频率（图 1-6-4）。

（4）拔除患牙。脱位运动：摇动、旋转、牵引（图 1-6-5）。

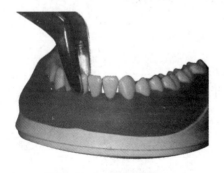

图 1-6-4 安放牙钳

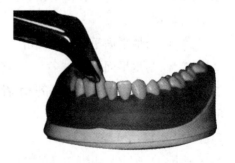

图 1-6-5 拔除患牙

（5）拔牙创处理。搔刮牙槽窝,复位牙槽窝。

6. 拔牙后注意事项:避免刺激创口,嘱患者不适随诊,视情况予以抗生素药物治疗。

## 二、各类牙拔除术

1. 上颌切牙

特点:单根,似圆锥形,唇侧骨板薄。

方法:摇动＋旋转,向唇侧力量大,旋转撕裂牙周韧带(图1-6-6)。

2. 上颌尖牙

特点:牙根为口内最长,椭圆略成三角,唇侧骨板薄,颈部骨质厚。

方法:避免唇侧骨板折断先摇动,再唇、腭向扩大牙槽窝,加用旋转力量,使其向唇、
𬌗向脱位(图1-6-7)。

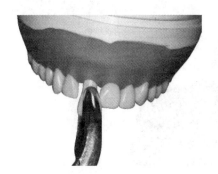 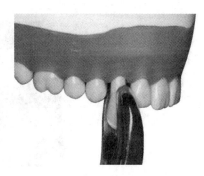

图1-6-6 上颌切牙　　　　　　　图1-6-7 上颌尖牙

3. 上颌前磨牙

特点:上颌第一前磨牙常有双根,颊侧骨板薄。

方法:开始向颊侧摇动力量应较小向腭侧摇动,力量较大,颊侧断根较易取出,避免
旋转力。

4. 上颌磨牙

特点:上颌第一磨牙分为三根,颊侧骨板薄,根尖接近上颌窦。

方法:摇动力为主,避免用扭转力(图1-6-8)。

5. 下颌切牙及尖牙

特点:与尖牙形态类似,根较细、易折断,唇、舌侧骨板皆较薄,排列拥挤。

方法:充分摇松后牵引脱位,唇舌侧摇动力量大致相等,向唇向阻力小的方向脱位,
拔除下尖牙可稍加旋转,注意保护邻牙。

6. 下颌前磨牙

特点:牙根直略呈锥形,颊侧骨板较薄。

方法:颊舌向摇动,试加旋转力,颊、𬌗向脱位(图1-6-9)。

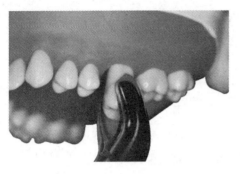

图 1-6-8 上颌磨牙拔除

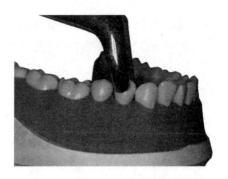

图 1-6-9 下颌前磨牙拔除

7. 下颌磨牙

特点:一般有近、远中二根,牙根较粗,颊舌侧骨板较厚。

方法:摇动力扩大牙槽窝,向阻力小的方向脱位,牙冠破坏大或有充填物者可用牛角钳(图 1-6-10)。

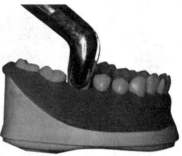

图 1-6-10 下颌磨牙拔除

# 实验七　口腔急性感染的外科处理

## 【目的要求】

1. 掌握冠周炎、骨膜炎和颌面部疖痈的诊治原则和方法。
2. 掌握间隙感染的临床特点和处理原则。
3. 掌握口腔颌面部脓肿切开引流的指征。
4. 学会颌骨骨髓炎的诊断和处理原则。
5. 复习头颈部筋膜分层,有关间隙解剖及间隙交通、切开引流的途径。
6. 熟悉切开引流术的手术步骤。

## 【实习内容】

1. 提问式复习间隙局解。

2. 见习门诊、病房颌面部感染的患者。

3. 见习冠周脓肿患者处理方法。

4. 模型操作因脓肿切开引流方法。

## 【实验器材】

一次性口腔检查盘、刀柄、11♯刀片、5 号穿刺针、口腔科冲洗器、引流皮片。

## 【方法步骤】

### 一、急性下颌智齿冠周炎病例诊治示教

1. 询问病史:患者就诊的主要原因,有无诱发因素、主要症状、演变过程、伴随症状、诊疗经过等。

2. 体格检查:以颌面部为主。

(1) 检查:面部是否对称,有无肿胀、压痛,其部位及范围,表面皮肤有无充血,皮温有无升高,有无波动感,头颈部淋巴结有无肿大,其大小、质地、活动度、压痛情况等。

(2) 口内检查

① 记录张口度:

轻度受限——上下切牙切缘间距仅可置入二横指,约 2～3 cm;

中度受限——上下切牙切缘间距仅可置入一横指,约 1～2 cm;

重度受限——上下切牙切缘间距小于一横指,约<1 cm。

② 病灶牙的萌出情况、排列,有无龋坏,以及邻牙情况。冠周软组织及牙龈肿胀、充血范围及程度,有无局部压痛,龈袋有无溢脓。

③ X 线检查有助于了解除阻生牙的萌出方向、位置、牙根形态及牙周情况,如下颌第二磨牙颈部有无龋坏。

3. 诊断:根据病史、体检辅助检查,正确诊断冠周炎及其并发症。

4. 治疗

(1) 全身药物治疗:给予消炎镇痛药,防止炎症扩散。

(2) 局部治疗

① 保持口腔清洁。可用含漱剂或温盐水,每日进食前后含漱。

② 龈袋冲洗上药。用生理盐水、3%过氧化氢溶液各 10～15 ml 局部交替冲洗,将龈瓣间隙内的食物残渣及细菌冲洗干净。冲洗时用带有弯形平针头的注射器,将针头插入龈瓣的间隙内缓慢冲洗,用棉球蘸干患部,局部置棉卷或纱布隔湿,将碘甘油用镊子涂入龈瓣内,多余部分用棉球擦干,以免灼伤黏膜,嘱病人 10～15 min 内勿漱口,以免使局部药物浓度下降。

### 二、脓肿切开引流的目的及方法(图1-7-1)

局部引流物的使用应根据伤口具体情况而定。引流的目的是使伤口的脓液被敷料吸收或者通过引流条流出。当脓液减少、脓腔已缩小、肉芽生长健康时,应当对伤口及早停止使用填塞物和引流物,以免妨碍伤口愈合。原则上对浅表的、不妨碍引流的脓腔,不必使用填塞物和引流物。当切口边缘易于重叠闭拢、脓腔较大而深、引流通道狭窄时,可用橡皮管引流。若脓液不多,脓腔小而浅,引流口宽大,可用橡皮片。橡皮片可以分隔创缘,防止其过早缩小或闭合。口腔内或与口腔相通的手术伤口,或口鼻附近的伤口,一般不用敷料,只需维持局部清洁,多采用浓度低的漱口剂冲洗。

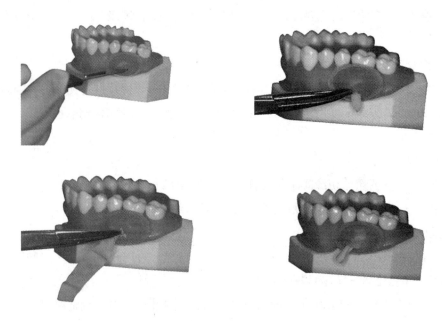

牙周脓肿(模型)切开、引流,放置引流皮片

**图1-7-1 脓肿切开引流**

# 实验八 牙弓夹板钢丝结扎固定

## 【目的要求】

1. 了解颌骨骨折的固定方法。
2. 在头模模型上练习牙弓夹板颌间固定的操作。
3. 示教牙或牙槽突骨折的固定技术。

## 【实习内容】

1. 牙弓夹板、细金属丝"8"字结扎。
2. 了解颌骨骨折的外固定法。

## 【实验器材】

颌间结扎模型：有牙间隙及牙龈的牙颌模型。

颌间结扎手术器械：口镜、牙弓夹板（一副）、持针器（2把）、0.5 mm结扎丝、钢丝剪。

## 【方法步骤】

### 一、颌间结扎固定

单颌金属丝交叉结扎法：比较简便，可用作单颌固定，但是金属丝接头处粗大，容易刺激黏膜。

**孔环颌间结扎（又名"8"字栓丝法）：**

（1）操作方法

① 一般不需麻醉，个别敏感不能合作者，术前可给予镇静剂，术中也可采用阻滞麻醉。

② 牙齿的选择：应选择稳固的牙齿，最好用多根牙和尖牙，不用骨折线上的牙齿，最好在每个骨折线上都能选择一组以上的牙齿，加以栓结。利用上下牙、对颌牙，互相栓结。

③ 常用不锈钢丝，也可用铜丝、金属丝，直径 0.25～0.5 cm 比较合适，太细容易折断，太粗操作不便。

（2）操作步骤

① 取 12 cm 长的不锈钢丝，由正中点折转、绕在直径 2 mm 的探针或巾钳尖端，用持针器夹住钢丝两股，顺时针方向扭转 2 圈，形成一个小环，将钢线取下，使两末端并拢。

② 取一副牙列塑料模型（牙间隙处已钻好孔，用以上已做好并拢的钢丝，用手指使其两个末端并一起，由颊侧向腭侧经第二前磨牙和第一磨牙之间的间隙，将小环留在间隙颊侧（图1-8-1）。分开两股钢丝，一股由第一磨牙之远中

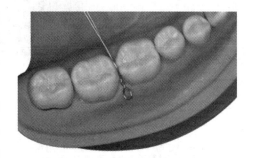

**图 1-8-1　小环钢丝置于两牙之间**

牙间隙从腭侧穿过颊侧，然后穿过钢丝的孔环向前位，使其贴着上颈部，同样将另一股钢丝由第一、第二前磨牙间牙间隙穿出。在第二前磨牙的近中颊侧转角处，将两股钢丝交

叉合拢,用钳夹住顺时针方向扭紧。注意:在夹紧钢丝时,应使钢丝与钳的长轴一致,先拉紧钢丝使其与牙颈部靠近,夹紧钢丝拉直然后扭转,使扭结处十分紧密而均匀,以免以后松脱,在离牙齿表面3 mm处剪断钢丝。注意:在剪时,要用钢丝钳(或持针器)夹住钢丝末端,以免剪断后末端弹起落入口咽部被误吞,应用持针器或推压器将钢丝断端压向牙间隙,以免刺伤颊黏膜(图1-8-2)。

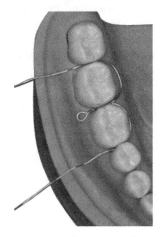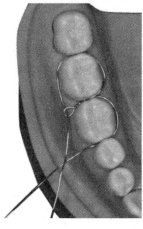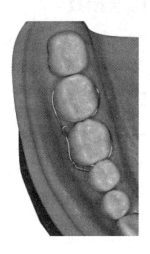

图1-8-2 小环结扎操作步骤

③ 将上下颌模型摆在正常咬合关系上,用6 cm长之钢丝穿过上下栓结丝的孔环,用废持针器扭紧,剪断多余部分。留下3 mm,将其弯至牙间隙内(图1-8-3)。

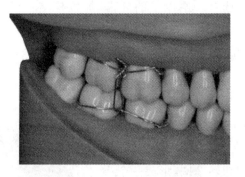

图1-8-3 小环结扎颌间牵引

## 二、颌间结扎牵引复位固定法

操作方法:

1. 因夹板制作时间长,可根据患者的情况给予止痛药及阿托品(减少唾液分泌)以便手术操作。

2. 金属丝的选择:常用直径0.25 mm(0.010 in)的不锈钢丝。

3. 在铝丝上弯制挂钩:取23 cm长的钢丝,由一端向另一端弯制挂钩,共6~8个,每个高约 3.5～4 mm。挂钩在铝丝上分布要事先测定,最好放在牙间隙处,这样不妨碍钢丝固定夹板。弯制挂钩方法,可先弯 180°,使铝丝对折并拢。然后用长鼻钳夹住对折处 2 mm,用左手拇指,将两股铝丝扳直。这样就形成一个挂钩,为了使第二个挂钩与前一挂钩能保持预定的距离,第二个挂钩的 180°转弯处应当离第一个挂钩的距离大于预定距离 3 mm。这样依照前述的各个距离分别做好上颌和下颌夹板的挂钩。注意:使夹板上的挂钩都在同一个方向和同一个平面内。

4. 沿塑料模型的牙弓外形弯制夹板,将做好挂钩的上颌夹板放在右上后牙颊侧牙颈部,挂钩向上,使挂钩与牙长轴成 35°～45°角,挂钩的末端离开牙龈 2～3 mm,以免挂上橡皮圈时压伤牙龈,依次由右到左,使夹板与每个牙至少有一点接触,循序渐进,顺牙弓外形弯制,上颌夹板挂钩向上,下颌夹板挂钩则向下。

5. 栓结夹板:将细铅丝剪成 6～7 cm 和 14～15 cm 长的短截,前者为栓结前牙之用,后者为栓结后牙之用。将细铅丝弯成头发夹子状,由每个牙齿的近远中牙间隙处从侧向颊侧穿出(穿过时稍加以旋转动作,以免刺伤龈乳突和唇颊黏膜)。穿好一个牙齿后,尽量拉紧钢丝,这样穿好所有需要结扎的牙齿,使每个牙的金属丝两股向上下分开,一股拉向上,另一股拉向下,将做好的带钩铅丝夹板放在上、下两排栓结丝之间,依次将每个栓结丝扭紧。在扭紧钢丝时,应顺时针方向扭紧。扭时稍加压力,使扭结力均匀、紧密。剪断多余钢丝,留下 3 mm 末端,弯至牙间隙内压平。

安置橡皮圈:将上下颌模型合拢,用内径 4～6 mm、厚度 1.3～2 mm 的橡皮圈(可用输液管剪成)沿适当的方向,连结上下颌夹板的挂钩,使其产生与骨折错位方向相反的牵引力(图 1 - 8 - 4)。

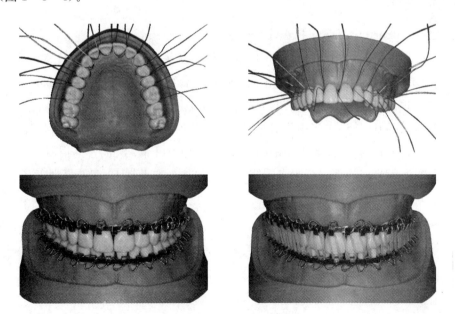

**图 1 - 8 - 4　颌间结扎牵引**

# 实验九　头颌绷带固定技术

## 【目的要求】

1. 学习颌面部包扎操作。
2. 掌握颌面部绷带包扎技术的作用、分类及注意事项。
3. 掌握不同颌面部绷带包扎技术的适用部位。
4. 了解颌骨骨折的外固定法。

## 【实习内容】

1. 头颅"十"字交叉绷带。
2. 巴唐氏绷带包扎技术。
3. 颌面部绷带包扎技术的作用、分类及注意事项。

## 【实验器材】

颌面部绷带包扎模型:头模。

实验材料:医用绷带(8 cm×10 m)、线剪、医用胶布。

## 【方法步骤】

1. 巴唐氏(Barton)绷带包扎法(图1-9-1)

先在额部水平缠绕数圈,防止绷带滑脱。然后从头顶斜向后下,经枕骨隆突下绕至对侧耳后下方,继续向前下,经颌下区绕过颏部,向上经面侧耳前区回到顶部。继续经枕部、颊部回到顶部,按"顶—枕—颏"的顺序多次重复。

该包扎法在颌面外科中应用十分广泛,常用于双侧面部耳前区、耳后区、腮腺区、颌下区及颏下区伤口包扎。巴唐氏绷带固定范围广,加压可靠、牢固,不易滑脱。

注意事项:绷带经颏部时应紧密围绕颏下点包扎。如果靠下,绷带易滑下颏下,压迫喉结,患者可出现呼吸困难。

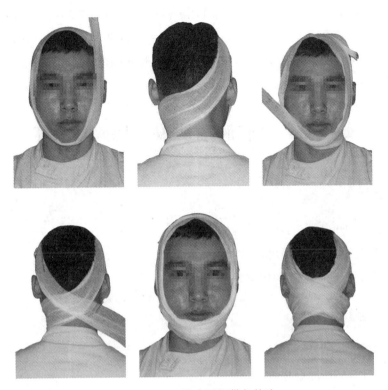

图 1-9-1　巴唐氏绷带包扎法

2. 头颅"十"字交叉绷带(图 1-9-2)

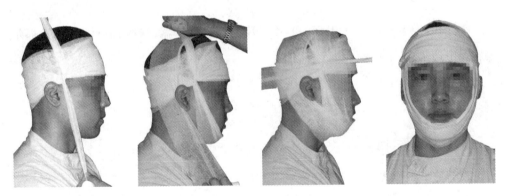

图 1-9-2　"十"字交叉绷带

　　该方法在口腔颌面外科应用广泛,常用于耳前区、耳后区、腮腺区、下颌下区、颏下区及上颈部伤口的包扎,且加压可靠牢固,绷带不易滑脱。

　　方法:绷带先由额部至枕部环绕两圈,再反折绷带向下,经一侧的耳前区、颏部至对侧耳后部,向上经头顶部再到同侧耳前;再经颏部到对侧耳前,再经头顶部向下到同侧耳后;再向前经下颌下、颏部到对侧耳后,如此反复。简单概括为:环绕头顶两圈→一侧耳前(如为右侧耳前)→对侧耳后(左侧耳后)→同侧耳前(右侧耳前)→对侧耳前(左侧耳前)

→同侧耳后(右侧耳后)→对侧耳后(左侧耳后)→同侧耳前(右侧耳前)→对侧耳前(左侧耳前)→同侧耳后(右侧耳后)→对侧耳后(左侧耳后)→同侧耳前(右侧耳前)……最后再由额部至枕部环绕,以防止绷带滑脱,止端打结或以胶布固定。

# 实验十　口腔肿瘤切取与切除活检术

## 【目的要求】

1. 学习口腔肿瘤切取与切除活检的操作。
2. 掌握口腔肿瘤切取与切除活检的注意事项。
3. 掌握不同口腔颌面部肿瘤取材活检方法。

## 【实习内容】

1. 提问式复习口腔颌面部局解。
2. 见习门诊、病房肿瘤患者。
3. 模拟操作口腔肿瘤切取和切除活检的方法。

## 【实验器材】

一次性口腔检查盘、手术刀柄、11 号刀片、剪刀、持针器、缝线、取材瓶(10％福尔马林)、病理申请单。

## 【方法步骤】

### 一、模型操作(图 1‐10‐1)

切取活体组织检查。适用于表浅或有溃疡的肿瘤。

麻醉方法:神经阻滞麻醉。

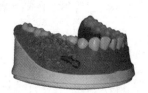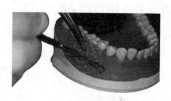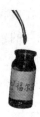

**图 1‐10‐1　切取活体组织检查**

方法:用 11 号刀片在肿瘤边缘与正常组织交界处切取 0.5～1.0 cm 楔形组织。放入 10％福尔马林溶液中固定。局部压迫止血,必要时可缝合但不可严密缝合。黏膜病变标本取材不得小于 0.2 cm×0.6 cm。对舌根及口咽部肿瘤取材活检要结合临床表现,避免因取材表浅而误诊。

注意事项:减少器械损伤,不使用染料类消毒剂,不宜使用电刀,多处多种损害的病变要不同部位多处取材。

## 二、吸取活体组织检查(图 1-10-2)

适用于深部肿瘤,较大肿瘤和颈部大淋巴结。

麻醉方法:局部浸润麻醉。

方法:尖刀先行将皮肤或黏膜切开 0.2 cm 的破口,用带芯的穿刺针接上 50 ml 针筒刺入肿瘤进行各个方向穿刺 2～3 次,将穿刺抽吸出的肿瘤组织放入 10％福尔马林溶液中固定。

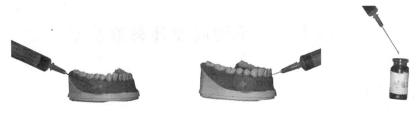

**图 1-10-2　吸取活体组织检查**

注意事项:避开重要血管和神经。

## 三、切除活体组织检查(图 1-10-3)

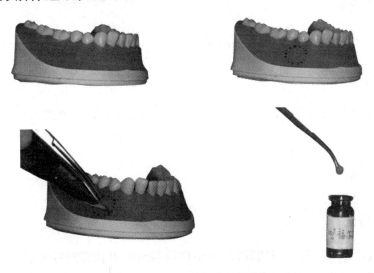

**图 1-10-3　切除活体组织检查**

适用于皮肤黏膜完整的小型肿瘤或淋巴结。

麻醉方法：神经阻滞麻醉或局部浸润麻醉。

方法：距离肿瘤 0.5 cm 安全距离完整切除肿瘤。

注意事项：避免切破肿瘤，边界应包括病变周围一定的正常组织。

### 四、冷冻活体组织检查

适用于已经确定手术治疗的病变、活检术和手术一并完成的肿瘤。如唾液腺多形性腺瘤（有无恶变）。

麻醉方法：全麻。

方法：用 11 号刀片在肿瘤边缘与正常组织交界处切取 0.5～1.0 cm 楔形组织或更多一些组织（同切取活检术）。

注意事项：取材组织量要足够，因为冷冻切片较厚，所需组织量较大。

# 实验十一　单侧唇裂外科修复术

## 【目的要求】

1. 学习唇裂修复旋转推进法模拟操作。
2. 掌握单侧唇裂修复方法及注意事项。
3. 了解不同的单侧唇裂修复方法。

## 【实习内容】

掌握旋转推进法修复单纯唇裂的操作。

## 【实验器材】

单侧唇裂模型、手术刀柄、11 号刀片、持针器、画线笔、线剪、整形剪刀、整形镊子、血管钳。

## 【方法步骤】

### 旋转推进法

优点：切除组织少，鼻底封闭较好，鼻小柱偏斜畸形可获得较好的矫正；患侧唇部下份的瘢痕线模拟了人中嵴的形态；唇弓形态较好。

缺点:定点灵活性较大,初学者不易掌握;特别是完全性唇裂,修复后患侧唇高常嫌不足。

模型操作:

1. 定点、画线(图1-11-1)

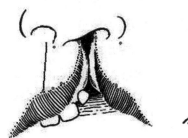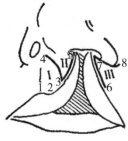

图1-11-1 定点画线

(1)点:健侧唇峰点。

(2)点:人中切迹点。

(3)点:唇红缘,①—②=②—③。

(4)点:患侧唇红最高(厚)点。

(5)点:健侧鼻小柱根部,不超过健侧人中嵴。

(6)点和⑦点:患侧鼻底裂隙两旁的红唇与皮肤交界处定点,使两者至鼻小柱根部和鼻翼根部的距离等于健侧鼻底的宽度。

(7)点:在患侧鼻翼外侧根部定点。

2. 切开(图1-11-2)

(1)③—⑥连线。

(2)③—⑤连线。

(3)④—⑦连线。

(4)⑦—⑧连线。

要求:全层切开;⑥、⑦点切断唇红。

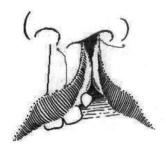

图1-11-2 切开

3. 缝合(图1-11-3)

(1)B瓣向上旋转与⑦—⑧切开后所形成的间隙插入缝合。

(2)C瓣向下旋转推进与③—⑤切开后所形成的间隙插入缝合。

(3)点⑤⑦缝合。

(4)点③⑧缝合。

(5)点③④缝合。

(6)缝合剩余切口。

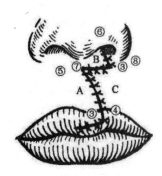

图1-11-3 缝合

**参考文献**

［1］邱蔚六. 口腔颌面外科理论与实践［M］. 北京：人民卫生出版社，1998.

［2］张志愿，俞光岩. 口腔颌面外科学［M］. 7 版. 北京：人民卫生出版社，2012.

［3］邱蔚六. 口腔颌面外科学［M］. 5 版. 北京：人民卫生出版社，2008.

［4］朱家恺. 显微外科学［M］. 北京：人民卫生出版社，2008.

［5］石冰. 唇腭裂修复外科学［M］. 成都：四川大学出版社，2004.

［6］石冰，李盛. 唇腭裂手术图谱［M］. 北京：人民军医出版社，2009.

# 牙体牙髓病学

## 第二章

# 实验一　设备、器械的认识及支点练习

## 【目的要求】

1. 初步掌握口腔综合实习机的使用。
2. 了解涡轮机,弯、直手机的性能和使用。
3. 认识口腔检查器械及牙体治疗各类器械,了解其使用方法。
4. 掌握口腔医师的体位和术式,各类器械的握持方法和支点应用。

## 【实习内容】

1. 认识口腔综合实习机,涡轮机,弯、直手机的性能和使用。
2. 认识口腔检查器械及牙体治疗各类器械。
3. 学习口腔医师的体位和术式。
4. 学习各类器械的握持方法和支点应用。

## 【实验器材】

1. CLINSIM 口腔综合实习机。
2. 涡轮机,弯、直手机,卸针器。
3. 口腔检查盘一套,各类钻针,各类手持器械,成形片及成形片夹。

## 【方法步骤】

1. 讲解 CLINSIM 口腔综合实习机(图 2 - 1 - 1)的结构和使用。
(1) 口腔综合实习机的外部结构和内部结构。
(2) 口腔综合实习机的使用方法。
① 打开地箱上的总开关,接通供气、供水、供电系统。

② 治疗台和手机的使用。

③ 治疗椅的使用。

④ 痰盂、吸唾器的使用。

⑤ 冷光手术灯的使用。

⑥ 使用完毕。

⑦ 治疗椅回复到复位状态,清洗吸唾器和痰盂,关闭总开关。

⑧ 手机、综合治疗台的定期保养、检修。

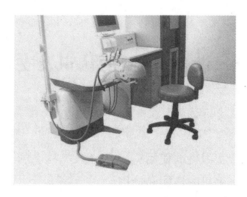

图 2-1-1　口腔综合实习机

2. 讲解涡轮机,弯、直手机(图 2-1-2)的结构和使用。

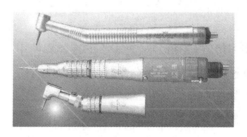

图 2-1-2　涡轮直机、低速直机、低速手机

(1) 涡轮机(高速手机)的使用方法(图 2-1-3)

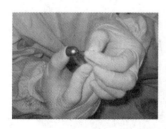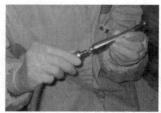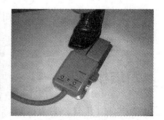

图 2-1-3　涡轮机的使用方法

① 安装车针。

② 对应水孔和气孔,将手机接到手机接头上。

③ 拉动手机臂,踩下脚控开关即转动。

④ 注意事项

a. 工作压强控制在 0.2～0.25 MPa。

b. 接触牙体压力小,水雾冷却,点钻式操作。

c. 工作暂停时,立即将手机稳放在支架上。

d. 未上车针时,不得使手机转动。

e. 工作完毕,应卸下车针。

f. 手机、车针用完后应高温蒸汽消毒灭菌。

g. 每天使用前应向机头进气孔注入牙钻油。

(2) 气动马达手机(低速手机)的使用方法

① 对应水孔和气孔,将马达接到综合治疗台上。

② 马达与直机头或弯机头相接。

③ 安装车针。

④ 拉动手机臂,踩下脚控开关即转动。

⑤ 注意事项

a. 工作压强控制在 0.3～0.35 MPa。

b. 马达上的换向环可调整正转或反转,马达可调整转速。

c. 工作暂停时,立即将手机稳放在支架上。

d. 未上车针时,不得开动马达。

e. 工作完毕,应及时卸下车针。

f. 手机、车针用完后应高温蒸汽消毒灭菌。

3. 讲解口腔检查器械及牙体治疗各类器械。

(1) 口腔检查器械(图 2-1-4)

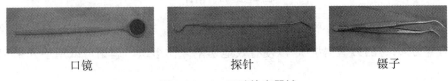

| 口镜 | 探针 | 镊子 |

**图 2-1-4 口腔检查器械**

① 口镜

a. 结构:口镜由柄及口镜头组成。

b. 用途:反射并聚光于被检查部位,以增加照明;平面镜能真实反映检查者视线不能直接到达的被检查部位影像;凹面镜能放大影像;前面镜不会产生重影,视野更清晰,多用于显微镜下的检查和治疗。口镜还可以牵引或压唇、颊、舌等软组织,扩大视野,保护软组织;金属口镜柄末端还可以作叩诊用。

② 探针

a. 结构：口腔科用探针由手柄和两个工作端组成，一端为大弯，一端为双弯。两工作端细而尖锐。

b. 用途：探针可用于探查牙体缺损的范围、深浅度及硬度，探查牙体组织的感觉，发现敏感点及穿髓孔，试探窦道的方向、根分歧病变及悬突等。

③ 镊子

a. 结构：由柄和两个双弯头镊瓣构成。双弯头镊子的特定角度是为了适应口腔和牙齿的位置而设计的，镊子的喙端细长尖锐，闭合紧密。

b. 用途：镊子可以用于夹持牙冠以测定牙齿松动度；用于进行治疗操作，夹去腐败组织和异物，夹取敷料和药物等治疗用品。

（2）钻针：一般由头、颈、柄三部分组成（图2-1-5）。

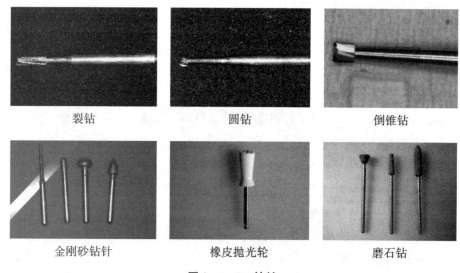

| 裂钻 | 圆钻 | 倒锥钻 |
| 金刚砂钻针 | 橡皮抛光轮 | 磨石钻 |

图 2-1-5　钻针

① 裂钻：钻针工作端为平头圆柱状或尖头椎柱形。裂钻的刃口有互相平行的直刃形、横槽直刃形；有的刃呈锯齿状，以便有效地切割牙体组织。裂钻可以用于开扩和加深洞形。

② 圆钻：工作端为有多刃缘的球体，切割面呈凹面。用于去除龋坏牙本质，揭髓顶和加深洞形。

③ 倒锥钻：工作端为倒锥形，钻侧和钻端均有刃缘。用于修整洞底，制备倒凹和扩展洞形。

④ 银汞修整钻：刃缘密而细，顺或逆时针方向均可使用。有各种形态及大小，用于修整和磨光金属充填体。

⑤ 金刚砂钻针：又称为磨砂钻，该类钻针由三部分组成——金属原材，不同大小颗粒的金刚砂和金属基质（镍、铬）。

⑥ 抛光钻：工作端光滑无刃，有一些有弹性的物质。用于牙体修复体的研磨和抛光。

⑦ 磨石钻：工作端为磨石构成的直机头用钻针。

（3）手持器械：常用的手持器械均由手柄部、连接部和工作端或刃端构成。连接部常呈一定角度弯曲，以便在口腔中灵活使用，弯曲的方向常有右弯和左弯。

① 切削器械

挖匙（图2-1-6）由柄和两个工作端组成。工作端为匙形，匙缘锐利。有大、中、小型号之分。用途：刮除腐质、炎症组织及暂时性充填物。

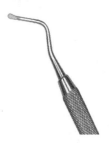

图2-1-6 挖匙

② 充填器械

a. 粘固粉充填器（图2-1-7）：一端为压器，用于充填粘固粉等糊膏状材料；另一端为钝刀，便于持取充填料，切割多余的充填料及雕刻等。

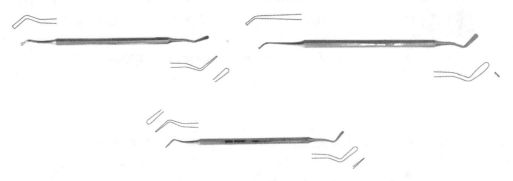

图2-1-7 各型粘固粉充填器

b. 银汞充填器（图2-1-8）：用于充填银汞合金。

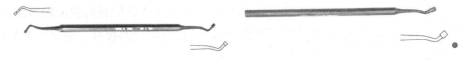

图2-1-8 银汞充填器

c. 银汞输送器（图2-1-9）：由推压手柄，一定角度弯曲的输送套筒和弹簧栓头组成。将调制好的银汞合金分份放在输送筒口内，通过推压手柄压缩弹簧栓头，将银汞合金推出，输送到牙齿所需充填的窝洞中。

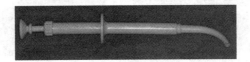

图2-1-9 银汞输送器

d. 树脂充填器(图 2-1-10)。

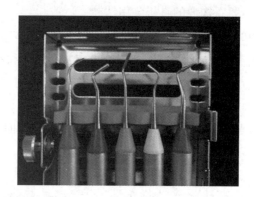

图 2-1-10　树脂充填器

③ 修整器械(图 2-1-11)

a. 银汞雕刻器：当银汞合金充填满窝洞后,除去洞周围多余的合金,恢复牙齿的功能外形。

b. 银汞光滑器：银汞合金开始硬固后磨光表面,使充填体边缘与洞壁密合。

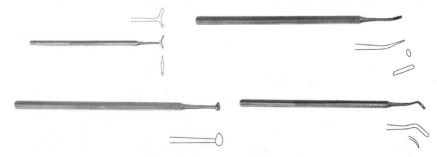

图 2-1-11　银汞修整器械

④ 成形器械

a. 成形片及成形片夹(图 2-1-12)：成形片是用金属或其他材料制成的薄片,用以形成临时洞壁,以利于填压充填料恢复牙齿外形,恢复与邻牙的接触。成形片夹的作用是固定成形片。

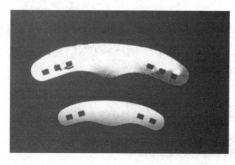
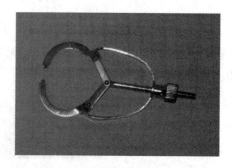

成形片　　　　　　　　　　　　　　成形片夹

图 2-1-12　成型器械

b. 楔子：有木制品和塑料制品，呈三棱柱形或锥柱形，与后牙邻间隙形态相适应。配合成形片使用，嵌在成形片与邻牙之间辅助成形片贴紧颈部牙面。

c. 聚脂薄膜：用于前牙树脂材料的成形。

⑤ 调制器械

a. 银汞调拌器（图2-1-13）：用于调制银汞合金。

b. 调和刀与调和板（图2-1-14）：不锈钢调和刀用于调拌磷酸锌粘固粉和氧化锌丁香油粘固粉等；塑料调拌刀用于调拌牙色材料，如复合树脂、玻璃离子粘固粉等。调和板有玻璃板和一次性纸板，用于调制各种粘固粉、糊剂等。

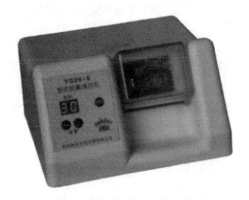

图2-1-13　银汞调拌器

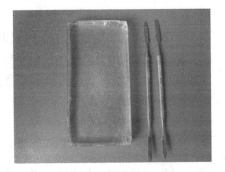

图2-1-14　调和刀与调和板

4. 示教口腔医师的体位和术式，各类器械的握持方法和支点应用。

（1）口腔医师的体位

① 医师体位

a. 脚底平地面，两腿自然分。

b. 大腿与双肩与地面平行。

c. 头颈腰背自然直立。

d. 双肘关节与患者口腔高度在同一水平面。

e. 术者视线与患者口腔保持20～30 cm距离。

f. 医生活动位置：7点～13点位。

② 患者的体位

a. 上颌治疗：上颌平面与地面成90°角（图2-1-15）。

b. 下颌治疗：下颌平面与地面平行（图2-1-16）。

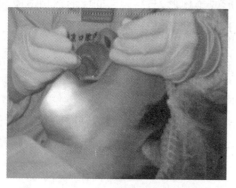

图 2 - 1 - 15　上颌平面与地面成 90°角

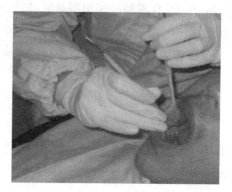

图 2 - 1 - 16　下颌平面与地面平行

（2）器械的握持方法

① 握笔法：拇指、食指和中指握紧器械柄，用无名指作支点。这种握持法运动幅度宽而准确，适用于精细工作，牙体牙髓科医师在进行治疗操作时，均用此法。

② 掌拇指法：以手掌及四指紧握器械柄，用拇指作支点。这种握法多用于口外修整模型和义齿的操作。

（3）支点的应用

① 支点：无名指、中指、无名指和中指（图 2 - 1 - 17）。

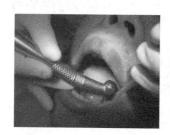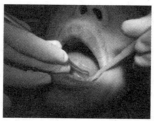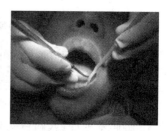

图 2 - 1 - 17　支点（从左至右）：无名指、中指、无名指和中指

② 支点的位置：支点应放在邻近的硬组织上，有口内支点和口外支点。

5. 学生做体位、术式、支点练习。

# 实验二　窝洞结构认识与蜡牙雕刻

## 蜡牙Ⅰ、Ⅴ类洞雕刻

### 【目的要求】

1. 熟悉窝洞的分类、命名和结构。

2. 掌握Ⅰ类洞、Ⅴ类洞的结构、外形特点、抗力形和固位形。

## 【实习内容】

1. 学习窝洞的分类、命名和结构；Ⅰ类洞、Ⅴ类洞的结构外形特点。

2. 蜡牙下颌第一磨牙𬌗面洞雕刻。

3. 蜡牙中切牙颊面龈 1/3 洞雕刻。

4. 实习报告：画Ⅰ类洞、Ⅴ类洞洞形结构图。

## 【实验器材】

1. 标准洞形模型。

2. 蜡制下颌第一磨牙、蜡制上颌中切牙、雕刻刀、铅笔、尺子。

## 【方法步骤】

1. 讲解窝洞的分类、命名和结构，Ⅰ类洞、Ⅴ类洞的结构外形特点(图 2-2-1、图 2-2-2)。

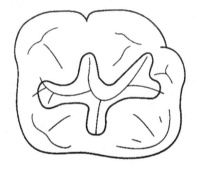

图 2-2-1　Ⅰ类洞

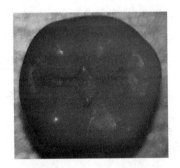

图 2-2-2　Ⅴ类洞

2. 观察标准洞形模型，熟悉窝洞的结构外形特点。

3. 蜡牙下颌第一磨牙𬌗面洞雕刻(图 2-2-3)

(1) 设计外形：窝洞要求包括咬合面上全部沟裂，避开牙尖和嵴。外形线为一条连续的圆缓曲线，用铅笔或雕刻刀尖头刻画出设计好的外形。

(2) 窝洞深度：洞底应达釉牙本质界下 0.5 mm，洞深磨牙为 2~2.5 mm，前磨牙 1.5~2 mm。根据所用蜡牙的放大倍数，计算出洞形的宽度和深度。

(3) 形成侧壁和洞底：用执笔式持雕刻刀，在外形线内半毫米处下刀，雕刻刀垂直于𬌗面，与牙长轴平行，达到所需深度形

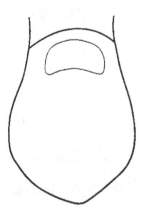

图 2-2-3　蜡牙下颌
第一磨牙𬌗面

成洞侧壁和洞底,注意掌握刀的支点和方向。使洞形成为底平、壁直,点线角清晰,洞缘角为直角的标准盒装洞形。

(4) 形成倒凹:修整出较为圆钝的侧髓线角,在牙尖下的侧髓线角处做出倒凹。

(5) 检查并修整洞形,使之达到 I 类洞的洞形要求。

4. 蜡牙中切牙唇面龈 1/3 洞雕刻(图 2 - 2 - 4)

(1) 设计外形:用铅笔或雕刻刀尖头刻画中切牙唇面龈 1/3 洞外形,外形为肾形,龈壁近龈缘并与龈缘弧度相一致,切壁略凹,不超过龈 1/3 线上,近、远中洞缘线不超过轴角。

(2) 窝洞深度:洞底达釉牙本质界下 0.5 mm,洞深约 1.5 mm。根据所用蜡牙的放大倍数,计算出洞形的宽度和深度。

(3) 形成侧壁和洞底:使洞底(轴壁)呈与颊面凸度一致的弧形平面,洞侧壁与洞底垂直,点线角清晰。近、远中侧壁向洞口微张。

(4) 形成倒凹:修整出较为圆钝的侧髓线角,于龈轴线角和切轴线角中份做圆弧形倒凹。

(5) 检查并修整洞形,使达到 V 类洞的洞形要求。

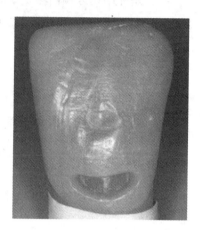

图 2 - 2 - 4　蜡牙中切牙唇
面龈 1/3 洞

# 蜡牙 II、III 类洞雕刻

## 【目的要求】

掌握 II、III 类洞的结构、外形特点、抗力形和固位形。

## 【实习内容】

1. 学习 II 类洞、III 类洞的结构外形特点。

2. 蜡牙上颌第一磨牙邻𬌗面洞雕刻。

3. 蜡牙中切牙近中邻腭(舌)面洞雕刻。

4. 实习报告:画 II 类洞、III 类洞洞形结构图。

## 【实验器材】

1. 标准洞形模型。

2. 蜡制上颌第一磨牙、蜡制上颌中切牙、雕刻刀、铅笔、尺子。

## 【方法步骤】

1. 讲解Ⅱ类洞、Ⅲ类洞的结构外形特点(图2-2-5、图2-2-6)。

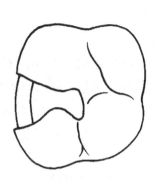 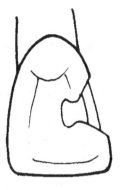

图2-2-5　Ⅱ类洞　　　　　　　图2-2-6　Ⅲ类洞

2. 观察标准洞形模型,熟悉Ⅱ、Ⅲ类洞的结构外形特点。

3. 蜡牙上颌第一磨牙邻𬌗面洞雕刻(图2-2-7)

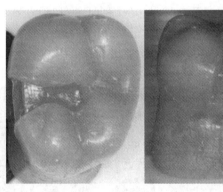

𬌗面观　　　　　　　　邻面观

图2-2-7　蜡牙上颌第一磨牙邻𬌗面洞

(1) 设计外形:邻面洞龈壁位于颈缘线上,颊舌侧壁至自洁区,并向𬌗面聚合,形为𬌗向略小于龈向的梯形洞形。𬌗面洞形为鸠尾形。邻面洞向𬌗面扩展,越过边缘嵴,包括窝沟在内形成鸠尾洞形的膨大部,在颊舌尖之间缩窄形成鸠尾峡部。峡部宽度为颊舌尖宽度的1/4～1/3。用铅笔或雕刻刀尖头刻画出设计好的外形,注意𬌗面洞外形线圆缓,避开牙尖、嵴。

(2) 窝洞深度:洞底应达釉牙本质界下0.5 mm,邻面洞深磨牙为1～1.5 mm,前磨牙为0.8～1 mm。根据所用蜡牙的放大倍数计算出洞形的宽度和深度。

(3) 形成邻面洞形:用执笔式持雕刻刀在外形线内半毫米处制备洞形。轴壁与牙长轴平行,与邻面外形一致,有一定凸度;侧壁向洞口微张,洞缘角接近直角;龈壁与髓壁平行,龈壁与轴壁间夹角略小于直角。预备完成的邻面洞应为点线角清晰的梯形盒装洞。

（4）形成𬌗面洞形:鸠尾峡部与轴髓线角不能重叠,髓壁与轴壁垂直,轴髓线角圆钝,侧壁与髓壁垂直。

（5）检查并修整洞形,使底平、壁直、点线角清晰。

4. 蜡牙中切牙近中邻腭(舌)面洞雕刻(图2-2-8)

（1）设计外形:近中邻面洞唇侧缘与唇面平行,切侧壁与龈侧壁向舌侧聚合。形成唇向大于舌向的梯形。唇侧壁与切侧壁(龈侧壁)相交为圆弧形。腭(舌)面洞形为鸠尾形,在近中边缘嵴中1/3处,邻面洞开口越过边缘嵴向切方和龈方膨大,形成圆弧形。鸠尾峡部位于边缘嵴内,宽度为邻面切龈向宽度的1/3。腭(舌)面洞位于舌隆突上方,不过腭(舌)侧中线切壁不超过腭(舌)面中1/3。

（2）窝洞深度:洞底应达釉牙本质界下0.5 mm,邻面洞深约1 mm,腭(舌)面洞深1 mm。根据所用蜡牙的放大倍数,计算出洞形的宽度和深度。

（3）形成邻面洞形:邻面轴壁与牙齿近中邻面平行,龈壁、切壁、唇壁与轴壁垂直,点线角清晰。

（4）形成腭(舌)面洞形:邻面洞开口越过边缘嵴向切方和龈方膨大形成锁扣,注意鸠尾峡部位置。

（5）检查并修整洞形,使底平、壁直、点线角清晰。

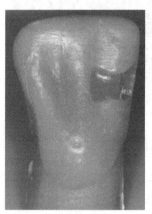 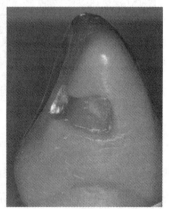

腭、舌面观　　　　　　　　邻面观

图2-2-8　蜡牙中切牙邻牙𬌗洞

# 实验三　下颌磨牙𬌗面洞制备

## 【目的要求】

掌握下颌第一磨牙𬌗面洞形的制备原则和方法。

## 【实习内容】

1. 复习下颌第一磨牙𬌗面洞外形特点。

2. 复习口腔综合治疗台、牙科手机的使用方法,体位和支点应用。

3. 先后在模型下颌第一磨牙和离体下颌第一磨牙上制备𬌗面洞。

4. 实习报告。

## 【实验器材】

1. CLINSIM 口腔综合实习机、口腔检查盘、高速手机、低速手机、各类钻针。

2. 下颌第一磨牙离体牙(离体牙石膏模型)或模型牙。

## 【方法步骤】

1. 复习下颌第一磨牙𬌗面洞外形特点,讲解窝洞制备的原则和方法。

(1) 下颌第一磨牙𬌗面洞外形特点(见本章实验二)。

(2) 窝洞制备的基本原则

① 尽量去净龋坏组织。

② 保护牙髓组织。

③ 尽量保留健康牙体组织。

2. 观察下颌第一磨牙𬌗面洞模型,复习洞形结构、固位形和抗力形设计。

3. 复习口腔综合治疗台、牙科手机的使用方法,体位和支点应用。

4. 下颌第一磨牙𬌗面洞制备(图 2-3-1)

(1) 洞形设计原则

① 以病变为基础。

② 外形线避开牙尖和嵴等承受咬合力的部位,外形线圆缓。

③ 侧壁与洞底垂直,近远中洞壁相互平行,颊舌壁略内倾,即洞壁与釉柱方向平行,成底平、壁直,点、线、角清晰的盒状洞形。

④ 洞缘的处理:窝洞洞缘位于自洁区,止于健康牙体组织,洞缘角的设计取决于充填材料的种类。

⑤ 制备抗力形和固位形。

（2）体位与术式

① 使仿头模下颌与地面平行,高度约平肘关节,操作者位于右前方。

② 以握笔式持手机,以中指和无名指在双尖牙作支点。

（3）开扩洞口:用裂钻从中央窝处钻入牙体组织,达到釉牙本质界下 0.2～0.5 mm,洞深约 2～2.5 mm。由于牙釉质和牙本质硬度不同,钻针进入牙本质内时,术者手指可感觉阻力减少,且磨下的牙本质粉末也明显增多。

（4）扩展洞形:用裂钻或大倒锥钻沿牙本质面,保持深度一致,顺沟裂扩展,根据外形的设计,逐步磨去沟裂,避让牙尖、嵴,向四周推移,直至形成盒状洞形。术中应保持钻针长轴垂直于洞底,注意扩展时只向侧方加压,不向深部加压,可有向𬌗方的提拉,一次形成洞深度和垂直于洞底的侧壁。

（5）修整洞形:用平头裂钻修整洞壁,去除洞缘无基釉,用小倒锥钻修平洞底,达到盒状洞形要求。

（6）形成倒凹:在牙尖下面的侧髓线角处用小球钻做倒凹固位。

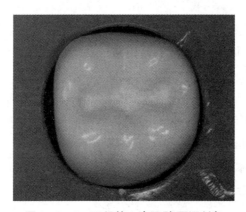

图 2-3-1　下颌第一磨牙𬌗面洞制备

# 实验四　下颌磨牙邻𬌗面洞制备

## 【目的要求】

掌握下颌第一磨牙邻𬌗面洞形的制备原则和方法。

## 【实习内容】

1. 复习下颌第一磨牙邻𬌗面洞外形特点。

2. 复习口腔综合治疗台、牙科手机的使用方法,体位和支点应用。

3. 先后在模型下颌第一磨牙和离体下颌第一磨牙上制备近中邻𬌗面洞。

4. 实习报告。

## 【实验器材】

1. CLINSIM 口腔综合实习机、口腔检查盘、高速手机、低速手机、各类钻针。

2. 下颌第一磨牙离体牙(离体牙石膏模型)或模型牙。

## 【方法步骤】

1. 复习下颌第一磨牙邻𬌗面洞外形特点,讲解窝洞制备的原则和方法。

2. 观察下颌第一磨牙邻𬌗面洞模型,复习洞形结构、固位形和抗力形设计。

3. 复习口腔综合治疗台、牙科手机的使用方法,体位和支点应用。

4. 下颌第一磨牙近中𬌗面洞制备(图 2 - 4 - 1)

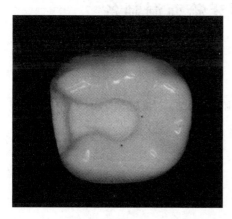 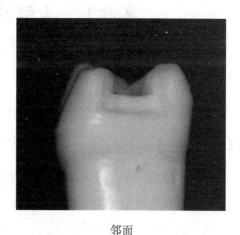

𬌗面            邻面

**图 2 - 4 - 1 下颌磨牙𬌗面洞制备**

(1) 洞形设计原则

① 邻面洞的大小主要取决于病变的范围。

② 邻面洞为龈方大于𬌗方的梯形洞形。

③ 邻面洞龈壁位于游离龈冠方、接触点根方健康牙体组织,与邻牙至少有 0.5 mm 宽的间隙。颊、舌壁达自洁区,略外敞;髓壁与邻面外形一致。

④ 𬌗面洞为底平、壁直,点、线、角清晰的盒状洞形。

⑤ 𬌗面鸠尾固位,鸠尾峡部位于轴髓线角内侧,宽度为颊舌尖宽度的 1/4~1/3,或邻面洞𬌗方开口的 1/2。

⑥ 阶梯结构,轴髓线角圆钝。

(2) 体位与术式:(见本章实验三)。

（3）制备邻面洞形：用裂钻或球钻在磨牙近中边缘嵴中份磨除牙釉质达釉牙本质界，用裂钻制备邻面洞形，从釉牙本质界逐步深入直到平齐游离龈。保持钻针与牙邻面一致向颈部倾斜，沿龈壁平面向颊、舌侧扩展至自洁区。同时，使钻针在𬌗方向中线聚合，使邻面洞形成龈方大于𬌗方的梯形洞形。龈壁宽度为 1~1.5 mm。

（4）制备𬌗面洞形：用平头裂钻或倒锥钻从邻面轴壁的釉牙本质界下 0.2~0.3 mm 处、颊舌尖之间，向近中沟内扩展，避让尖嵴，在中央窝形成鸠尾。注意鸠尾峡部的位置和宽度，控制裂钻扩展的方向以免鸠尾峡部过宽。洞深 2~2.5 mm。髓壁与轴壁垂直而与龈壁平行形成阶梯。

（5）修整洞形：注意邻面洞的洞缘角，用小倒锥钻或平头裂钻修整洞底；裂钻修整洞壁，侧轴、龈轴线角，使点线角清晰、轴髓线角圆钝。

（6）形成倒凹：在颊、舌壁与轴壁相交的侧轴线角处用细金刚砂针或小球钻。

# 实验五　上颌磨牙𬌗面洞制备

## 【目的要求】

掌握上颌第一磨牙𬌗面洞型的制备原则和方法，支点和口镜应用。

## 【实习内容】

1. 复习上颌第一磨牙𬌗面洞外形特点。

2. 学习上颌第一磨牙𬌗面洞制备的体位、支点和口镜应用。

3. 离体上颌第一磨牙𬌗面洞制备。

4. 实习报告。

## 【实验器材】

1. CLINSIM 口腔综合实习机、口腔检查盘、高速手机、低速手机、各类钻针。

2. 上颌第一磨牙（离体牙石膏模型和树脂模型牙）。

## 【方法步骤】

1. 复习上颌第一磨牙𬌗面洞外形特点，讲解窝洞制备的原则和方法，上颌磨牙𬌗面洞制备的体位、支点。

2. 观察上颌第一磨牙𬌗面洞模型，复习洞形结构、固位形和抗力形设计。

3. 上颌第一磨牙𬌗面洞制备（图 2 - 5 - 1）

（1）体位与术式

① 使仿头模口腔与双肘在同一水平面，上颌平面与地面成 90°角，操作者位于 11 点～12 点位置。

② 以握笔式持手机，以中指和无名指作支点，从口镜中观察并操作，切忌直视洞形。

（2）开扩洞口：用裂钻从近中窝处钻入牙体组织，达到釉牙本质界下 0.2～0.5 mm，洞深约 2～2.5 mm。

（3）扩展洞形：用裂钻保持深度一致，与牙长轴一致，顺沟裂扩展，避让近中颊尖和斜嵴，使成为长圆形、底平壁直的盒状洞形。注意扩展时只向侧方加压，不向深部加压，一次形成洞深度和垂直于洞底的侧壁。

（4）修整洞形：用平头裂钻修整洞壁，去除洞缘无基釉，用小倒锥钻修平洞底，清理线角，达到盒状洞形要求。

（5）做倒凹固位：在牙尖和斜嵴下面的侧髓线角处形成倒凹。

（6）同上述步骤在远中窝制备𬌗面洞，顺舌沟扩展，避让远中舌尖和斜嵴，使之成为卵圆形的盒状洞形，做出倒凹。

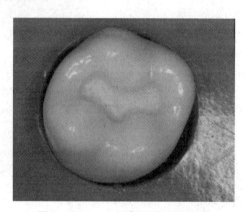

图 2-5-1  上颌磨牙𬌗面洞制备

# 实验六  上颌磨牙邻𬌗面洞制备

【目的要求】

掌握上颌第一磨牙邻𬌗面洞形的制备原则和方法。

【实习内容】

1. 复习上颌第一磨牙邻𬌗面洞外形特点。

2. 复习上颌第一磨牙𬌗面洞制备的体位、支点和口镜应用。

3. 在离体上颌第一磨牙上制备近中邻𬌗面洞。

4. 实习报告。

**【实验器材】**

1. CLINSIM 口腔综合实习机、口腔检查盘、高速手机、低速手机、各类钻针。

2. 上颌第一磨牙(离体牙石膏模型和树脂模型牙)。

**【方法步骤】**

1. 复习上颌第一磨牙邻𬌗面洞外形特点,讲解窝洞制备的原则和方法。

2. 观察上颌第一磨牙邻𬌗面洞模型,复习洞形结构、固位形和抗力形设计。

3. 学习上颌第一磨牙𬌗面洞制备的体位、支点和口镜应用。

4. 上颌第一磨牙近中邻𬌗面洞制备(图 2 - 6 - 1)

(1) 洞形设计原则

① 邻面洞的大小主要取决于病变的范围。

② 邻面洞为龈方大于𬌗方的梯形洞形。

③ 邻面洞龈壁位于游离龈冠方、接触点根方健康牙体组织,与邻牙至少有 0.5 mm 宽的间隙。颊、舌壁达自洁区,略外敞;髓壁与邻面外形一致。

④ 𬌗面洞为底平、壁直,点、线、角清晰的盒状洞形。

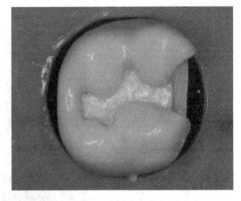

**图 2 - 6 - 1** 上颌磨牙邻𬌗面洞制备

⑤ 𬌗面鸠尾固位,鸠尾峡部位于轴髓线角内侧,宽度为颊舌尖宽度的 1/4~1/3,或邻面洞𬌗方开口的 1/2。

⑥ 阶梯结构,轴髓线角圆钝。

(2) 体位与术式:(见本章实验五)。

(3) 制备邻面洞形:用裂钻或球钻在磨牙近中边缘嵴中份磨除牙釉质达釉牙本质界,用裂钻制备邻面洞形,从釉牙本质界逐步深入直到平齐游离龈。保持钻针与牙邻面一致向颈部倾斜,沿龈壁平面向颊、舌侧扩展至自洁区。同时,使钻针在𬌗方向中线聚合,使邻面洞形成龈方大于𬌗方的梯形洞形。龈壁宽度为 1~1.5 mm。

(4) 制备𬌗面洞形:用平头裂钻或倒锥钻从邻面轴壁的釉牙本质界下 0.2~0.3 mm 处、颊舌尖之间,向近中沟内扩展,避让尖嵴,在中央窝形成鸠尾。注意鸠尾峡部的位置和宽度,控制裂钻扩展的方向以免鸠尾峡部过宽。洞深 2~2.5 mm。髓壁与轴壁垂直而与龈壁平行形成阶梯。

（5）修整洞形：注意邻面洞的洞缘角，用小倒锥钻或平头裂钻修整洞底；裂钻修整洞壁，侧轴、龈轴线角，使点线角清晰、轴髓线角圆钝。

（6）形成倒凹：在颊、舌壁与轴壁相交的侧轴线角处用细金刚砂针或小球钻做倒凹固位。

# 实验七　上颌中切牙邻腭面洞形制备

## 【目的要求】

掌握上颌中切牙邻腭面洞形的制备原则和方法。

## 【实习内容】

1. 复习上颌中切牙邻腭面洞外形特点。

2. 复习上颌牙操作时的体位和支点应用。

3. 离体上颌中切牙近中邻腭面洞制备。

4. 实习报告。

## 【实验器材】

1. CLINSIM 口腔综合实习机、口腔检查盘、高速手机、低速手机、各类钻针。

2. 上颌中切牙离体牙（树脂模型牙和离体牙石膏模型）。

## 【方法步骤】

1. 复习上颌中切牙邻腭面洞外形特点，讲解窝洞制备的原则和方法，操作的体位、支点。

2. 观察上颌中切牙邻腭面洞模型，复习洞形结构、固位形和抗力形设计。

3. 上颌中切牙近中邻腭面洞制备（图 2-7-1）

（1）体位与术式

① 使仿头模口腔与双肘在同一水平面，上颌平面与地面成 90°角，操作者位于右后方位置。

② 以右手握笔式持手机，以中指和无名指作支点，支点在尖牙及双尖牙区，左手持口镜，放于上中切牙腭侧，从口镜中观察并操作，切忌直视洞形。

（2）制备邻面洞：用细裂钻或球钻在腭面近中边缘嵴中份的内侧钻入邻面，达釉牙本质界（1～1.5 mm），向切、龈方向扩展，向唇面加深，形成唇壁、切壁和龈壁。使唇壁与唇面斜度几乎一致，切壁与龈壁向腭方稍聚合，龈壁长于切壁，唇侧壁与切侧壁（龈侧壁）相交为圆弧形，成为唇向大于腭向的梯形盒状洞。

（3）制备腭面洞：用裂钻或倒锥钻，自邻面约 1 mm 处按外形设计向腭面窝扩展，形成切龈方向膨大的鸠尾形。注意腭面洞洞缘不超过中线。

（4）修整洞形：用裂钻或倒锥钻修整洞形。腭面洞髓壁与舌面斜度一致，侧壁与髓壁垂直，轴髓线角圆钝，线角清晰。

（5）制备固位沟：用小球钻或倒锥钻在邻面唇轴龈点角和唇轴切点角处做弧形倒凹，在腭面龈髓线角和切髓线角处做弧形倒凹。

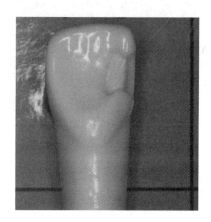 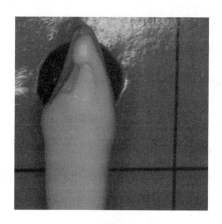

腭面 　　　　　　　　　　　　　　　　邻面

**2－7－1　上颌前牙邻腭面洞制备**

# 实验八　橡皮障隔离术

## 【目的要求】

1. 初步掌握橡皮障隔离术。
2. 熟悉橡皮障隔离术所需的器械和用品。

## 【实习内容】

1. 讲解橡皮障隔离术原理、所需器械及其特点。
2. 教师示教或观看橡皮障隔离术录像带。
3. 在头模上练习操作橡皮障隔离术。
4. 实习报告。

## 【实验器材】

1. CLINSIM 口腔综合实习机、口腔检查器械一套。

2. 橡皮布、打孔器、橡皮障定位打孔模板、橡皮障夹、橡皮障夹钳、橡皮障支架、牙线、固定楔线、剪刀。

## 【方法步骤】

1. 学习橡皮障隔离术的原理、所需器械及其特点。

2. 橡皮障隔离术

（1）橡皮障隔离术原理：利用橡皮布的弹性，打孔套在牙颈部作为屏障，使接受治疗的牙冠和口腔隔离的一种方法。

（2）橡皮障隔离术专用物品（图 2-8-1）：橡皮布（15 mm×13 mm 和 15 mm×15 mm 两种大小）、打孔器、橡皮障定位打孔模板、橡皮障夹、橡皮障夹钳、橡皮障支架、牙线、固定楔线。

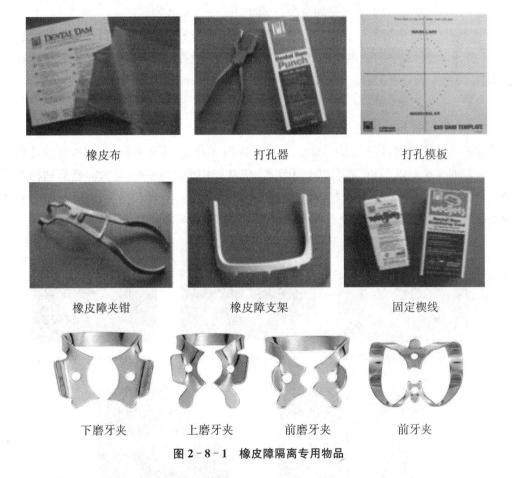

橡皮布　　　　　　　　　打孔器　　　　　　　　　打孔模板

橡皮障夹钳　　　　　　　橡皮障支架　　　　　　　固定楔线

下磨牙夹　　　　　上磨牙夹　　　　　前磨牙夹　　　　　前牙夹

**图 2-8-1　橡皮障隔离专用物品**

（3）橡皮障的优点

① 隔湿：隔绝唾液、龈沟液及血液的污染，使术区视野干燥清楚。

② 隔离感染：牙髓治疗要求无菌操作时必须装置。

③ 安全保护作用:避免涡轮、手机划伤软组织,药液腐蚀软组织,还可防止一些小器械误吞入食管或气管。

(4) 观看橡皮障教学录像带或教师示教。

3. 在头模上练习操作橡皮障隔离术

(1) 选择橡皮布:橡皮布分薄、中、厚三层,以中等厚度为宜。橡皮布的大小要能完全盖住口腔,上缘不要盖住鼻孔,下缘达颏下部。

(2) 打孔:根据所需隔离的牙位,确定打孔的位置。

① 打孔的范围:上颌牙约在橡皮布上缘以下 2.5 cm,由正中按牙位向下向外略呈弧形。下颌牙略在橡皮布下缘以上 5 cm,由正中按牙位向上向外略呈弧形。

② 打孔的大小:打孔器工作端转盘上的孔直径为 0.5～2 mm 不等,应按牙齿大小选择打孔的大小。

③ 孔间距离:取决于牙间隙的宽窄,一般间隔 2～3 mm 为宜。

④ 打孔的数目:按牙位、治疗的牙数和龋坏的部位决定打孔的数目。如治疗咬合面洞打一个孔;治疗Ⅱ类洞或两个患牙要打 2～3 个孔;治疗两个以上患牙,则要比治疗牙数多打 1～2 个孔;前牙易滑脱,有时治疗一个牙需打 3 个孔。

(3) 安装橡皮障:学习以下两种方法。

① 方法一:橡皮布优先法(图 2-8-2)。

双手撑开橡皮布,按打孔部位套入牙齿并推向牙颈部,邻面不易滑入时,可用牙线帮助橡皮布通过接触点;若有两个以上牙和孔,应从远中向近中一一套入。然后选择合适的橡皮障夹,并用橡皮障夹钳将橡皮障夹固定到牙颈部。注意不要伤及牙龈,应将夹体部远离术区。最后用橡皮障支架将橡皮布游离部分在口外撑开即可。

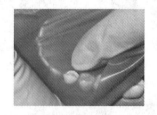 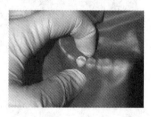 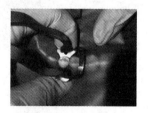

将橡皮布孔套入隔离牙推向颈部　四手配合固定橡皮布　将橡皮障固定于牙颈部

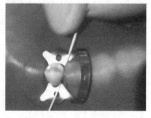 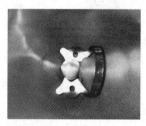

邻面用牙线帮助橡皮布通过接触点　最后用橡皮障支架将橡皮布撑开

**图 2-8-2　橡皮布优先法**

② 方法二:翼法(图2-8-3)。

用已打好孔的橡皮布,先将孔撑开套在合适的橡皮障夹上,露出橡皮障夹体部;然后用橡皮障夹钳撑开橡皮障夹,连同橡皮布一起固定在牙颈部上,再将孔周围的橡皮障从橡皮障夹上拉下套入牙颈部;最后,用橡皮障支架将橡皮布游离部分在口外撑开即可。

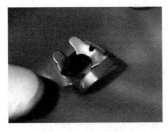
将孔撑开套在两翼上

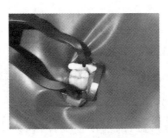
安放橡皮障夹及橡皮布

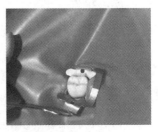
将两翼上方的橡皮布
拉下套入牙颈部

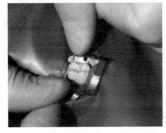
邻面用牙线帮助橡皮布通过接触点

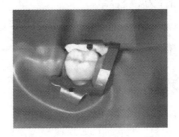
用橡皮障支架将橡皮布撑开

**图2-8-3 翼法**

(4)拆卸橡皮障:治疗完毕后,如果是单个牙齿,则先用橡皮障夹钳取下橡皮障夹,然后将橡皮障支架和橡皮布一并取出即可。如果是多个牙齿或邻面洞,则需用剪刀剪除牙间的橡皮布,再去除橡皮障夹,将支架和橡皮布一并取出。

# 实验九　银汞合金充填技术

## 【目的要求】

1. 掌握垫底材料的临床意义和各种垫底材料的使用方法。

2. 掌握银汞合金的调制方法和充填技术。

3. 熟悉手用器械的用途和使用方法。

## 【实习内容】

1. 复习牙体修复术的基本步骤、牙体修复材料类别,银汞合金的性能和适应证。

2. 复习手用器械的用途和使用方法。

3. 学习氧化锌丁香油酚粘固粉、磷酸锌粘固粉、氢氧化钙垫底材料的调拌和垫底技术。

4. 学习银汞合金充填技术。

5. 实习报告。

【实验器材】

1. CLINSIM 口腔综合实习机,已制备 I 类洞的上颌第一磨牙和已制备 II 类洞的下颌第一磨牙(离体牙石膏模型)。

2. 口腔检查器械一套、敷料盒、银汞合金搅拌器、银汞输送器、橡皮布、银汞充填器、银汞雕刻器、银汞光滑器、银汞合修整钻、磨光钻、水门汀充填器、成形片、成形片夹、楔子、玻璃板、调拌刀、咬合纸。

3. 氧化锌粉、丁香油,磷酸锌粉、液一套,登士柏 Dycal 自凝氢氧化钙一套,银汞合金胶囊,盛有过饱和盐水的水瓶。

【方法步骤】

1. 讲解牙体修复术的基本步骤、垫底技术及银汞合金充填术。

2. 复习手用器械的用途和使用方法。

3. 窝洞充填前的准备

(1) 清洗窝洞。

(2) 隔湿:① 棉卷隔湿,② 橡皮障隔湿,③ 吸唾器。

(3) 窝洞干燥:棉球吸干,气枪吹干。

(4) 窝洞消毒:在窝洞内涂以消毒剂如 75% 酒精,气枪轻吹干窝洞。

(5) 洞底封闭、垫底。

4. 氧化锌丁香油酚粘固粉垫底:氧化锌丁香油(酚)水门汀(ZOE),俗称丁氧膏,是由氧化锌和丁香油酚配制而成,用于暂时封闭窝洞或深洞垫底,有消炎镇痛的作用。作为垫底使用时,由于其强度不够,多用于双层垫底的次基层。

(1) 调拌方法:取丁香油一滴于玻璃板上,取氧化锌粉一小镘并均匀分成数份,将粉末逐份以旋转式调入液体中,直到获得易于成形的稠度。

(2) 垫底方法:取适量氧化锌丁香油水门汀置于窝洞中,用水门汀充填器将其轻轻推送至窝洞髓壁(或轴壁),轻压,使之平铺于髓壁,厚度约为 0.5 mm。

注意:勿将氧化锌丁香油水门汀残留在侧壁、龈壁和洞缘上。复合树脂充填时不能垫氧化锌丁香油水门汀,因其对树脂有阻聚作用。

5. 磷酸锌水门汀垫底:磷酸锌水门汀(ZPC),主要用途为暂时充填、乳牙充填、深洞垫底等。磷酸锌水门汀无治疗作用,可作为一种修复体的机械性渗透屏障和支持物,以及温度和电的绝缘材料。由于其对牙髓有轻微的刺激作用,当牙本质有效厚度小于 1.5 mm 时,垫底时要先垫以丁氧膏或氢氧化钙等次基,再以磷酸锌水门汀垫底,此为双层垫底。

(1) 调拌方法:取磷酸锌粉和液分别置于干燥玻璃板的两端,将粉均匀分为数份,逐份将粉末调入液体中,平持调刀旋转式调拌均匀(图 2-9-1),摊开,每份粉末调匀后再加入一份调拌。水门汀调至呈拉丝状,可用于充填;继续逐份加入粉,调至面团状可用于垫底。调拌过程在 1~2 min 内完成。

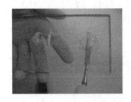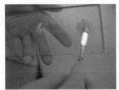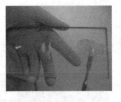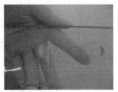

**图 2-9-1 调拌磷酸锌水门汀**

(2) 垫底方法:用水门汀充填器尖头端取适量磷酸锌水门汀置于窝洞中,用充填器平头端将其推送至窝洞髓壁(或轴壁),使摊开压平。所用压力中等,形成垫底层并与洞壁密合。

垫底后应符合备洞原则,底平、壁直、点线角清晰,洞底面位于釉牙本质界下0.5 mm,过多的磷酸锌水门汀应修整去除。勿使水门汀滞留于邻面的龈壁、侧壁和洞缘。

(3) 暂时充填:若用作暂时充填,则一次取足量磷酸锌水门汀放入洞内,并迅速施加适当压力充填并刮去多余部分,待其凝固后可进行调秴、磨光。

(4) 注意

① 调拌时摊开散热,并防止空气进入。若散热不够,固化时间缩短,则减少加入的粉末,降低强度。

② 若水门汀过稠,应弃去,切不可再加液体调拌。

③ 调拌中勿使水分混入,以免固化加快。

④ 调制不能过稀,否则强度下降,且粘器械、粘洞壁,不利于操作。

⑤ 磷酸锌水门汀应新鲜调制,即刻使用。

⑥ 注意支点和口镜的应用。

⑦ 用后粉、液应密封贮藏。

6. 氢氧化钙垫底:氢氧化钙是一种强碱性钙化因子,有一定抑菌作用,间接盖髓时可使牙本质发生修复性反应,促进钙沉积,有利于牙本质硬化;直接盖髓时可于与之接触部位产生凝固性坏死层,并在其下方形成牙本质桥。其强度低、弹性模量低,牙体修复术中用作深窝洞的次基或盖髓剂。

(1) 自凝氢氧化钙(Dycal)的调拌:分别挤出等量基底糊剂和催化剂于调板上,用

Dycal 涂药器或探针大弯端旋转式调拌直至颜色均匀一致，即刻使用。调拌过程需要在 10 s 内完成。

（2）垫底：取适量氢氧化钙置于窝洞髓壁（或轴壁），用水门汀充填器轻压，将其平铺于髓壁（或轴壁），厚度约为 0.5 mm。勿将其残留在侧壁、龈壁和洞缘上。

7. 银汞合金充填技术

（1）银汞合金的调制（图 2-9-2）：银合金粉和汞的调和比例约为重量比 5∶8、体积比 3∶1。为减少汞污染和准确配比，现在已用商品银汞合金胶囊。取一粒银汞合金胶囊，敲击击破其中的粉液隔离，放入银汞搅拌器的固位卡上，开动机器振荡 10~20 s。取下拧开胶囊，将调制好的银汞合金倒至橡皮布上即可使用。在橡皮布上揉搓时，有握雪声音或捻发音，表示调制合适。注意不可用手直接接触汞合金。

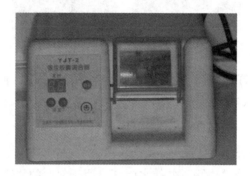

图 2-9-2　银汞合金的调制

（2）银汞合金充填（单面洞）（图 2-9-3）

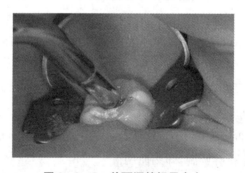

图 2-9-3　单面洞的银汞合金

① 用银汞合金输送器将银汞合金分次送入洞内。

② 先用小号银汞合金充填器将合金向洞壁点、线角处加压，使银汞合金充满点、线角和倒凹处。

③ 用较大号的充填器将银汞合金逐层填压，直至充满窝洞，并略超出洞缘。注意：充填时应有支点，压力应较大，使银汞合金与洞壁密合，使合金颗粒紧缩，同时挤出多余的汞。充填在 2~3 min 内完成。

④ 雕刻修整：充填 3～5 min 后，用银汞合金雕刻器去除表面多余的合金并雕刻咬合外形。雕刻边缘时，雕刻器应由牙体组织向充填体方向进行，或将工作端同时置于牙体和修复体表面，以免形成充填体薄边、凹陷或羽状边缘。

⑤ 调𬌗：修整后用棉球擦拭充填体表面，让上下牙咬合，充填体上的亮点即为高点，应去除。反复检查咬合，调𬌗至正常咬合为止。用光滑器修整充填体表面和洞缘。修整、调𬌗应在 15 min 内完成，否则会导致充填体碎裂。

⑥ 磨光：充填 24 h 以后，进行充填体磨光。应选用与修复体大小、形状相适宜的修整钻和磨光钻。磨光的方向从牙面到充填体，先沿牙体和充填体交界处，磨除飞边，使充填体和洞缘平滑移行，再研磨修复体表面。用毕，可用抛光钻进行抛光。

（3）银汞合金充填（复面洞）（图 2-9-4）

① 放置成形片（图 2-9-5）：根据牙齿大小和窝洞类型选择放置合适的成形片，将成形片安放在成形片夹上，再固定在牙齿上。成形片在窝洞邻面放置，使龈壁位于其内，成形片紧贴牙面。如有缝隙，选用合适的牙楔插入该邻间隙，探针检查无可探入缝隙为止。

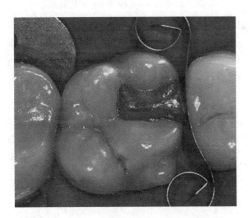

图 2-9-4 复面洞的银汞合金充填

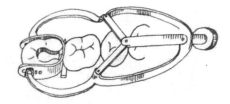

图 2-9-5 放置成形片

② 窝洞充填时先充填邻面，再充填𬌗面，充填方法同单面洞。充填满后，去除多余的汞合金，取下楔子和成形片夹，颊舌向轻拉动成形片，使其与充填体分离后除去。去除成形片后，及时将充填体的边缘嵴部分向邻牙轻推压，以恢复成形片取出时留下的小缝隙。

③ 雕刻修整：修整邻面，用探针的大弯尖端分别从颊侧和舌侧邻间隙进入，贴于修复体和牙体表面沿原路滑出，去除龈缘悬突和飞边，注意不能触碰接触器。然后修整边缘嵴，分别修整颊、舌、𬌗楔状隙。𬌗面修整调𬌗同单面洞。

④ 磨光：充填 24 h 以后进行。用火焰形修整钻分别从颊、舌邻间隙进入，修整充填体的龈缘部，再磨光𬌗面。可用抛光砂条抛光接触区。

（4）注意事项

① 银汞调制完成即刻使用，从调制到充填完毕不超过 7 min。

② 充填时压力应较大,挤压使银汞合金颗粒紧缩,与洞壁密合,同时应及时除去挤出的汞。

③ 及时将废汞放入专用密闭容器中。

④ 复面洞充填时,成形片安放应尽可能与牙面紧密贴合。取出成形片时,动作应轻巧以免破坏充填体接触区和边缘嵴。

⑤ 调𬌗时,须嘱患者先轻咬、后重咬,以免咬裂未完全硬固的充填体;嘱患者做正中和侧向咬合运动,检查有无高点。

⑥ 术后须嘱患者 24 h 内勿用患侧咀嚼。

# 实验十　后牙复合树脂粘接修复技术

## 【目的要求】

1. 掌握光固化复合树脂粘接修复的基本方法。
2. 掌握牙体粘接技术的操作要点和注意事项。

## 【实习内容】

1. 复习复合树脂的性能,粘接修复的原理和适应证。
2. 光固化复合树脂修复后牙 I、II 类洞。
3. 演示其他临床常用复合树脂和粘接系统的使用方法。
4. 实习报告。

## 【实验器材】

1. CLINSIM 口腔综合实习机,已制备 I、II 类洞的离体牙石膏模型。
2. 口腔检查器械一套、敷料盒、比色板、成形片、成形夹、充填器、光固化灯、各类修形抛光钻针、咬合纸。
3. 光固化复合树脂、酸蚀剂、粘接剂、光固化氢氧化钙、DMG 光固化复合体垫底材料(或其他玻璃离子材料)。

## 【方法步骤】

1. 讲解复合树脂粘接修复术的适应证和操作要点。
2. 光固化复合树脂修复 I、II 类洞。
(1) 窝洞充填前准备
① 清洗窝洞。

② 比色:在自然光线及牙面润湿的条件下,用比色板参照正常邻牙或同名牙的颜色,选定所用材料的颜色。

③ 隔湿:棉卷隔湿,橡皮障隔湿,吸唾器。

(2) 牙体预备与牙髓保护要点

① 牙体预备要点(见本章实验三、四、五、六):点、线、角圆钝,倒凹呈圆弧形。洞形预备与银汞合金修复术比较有以下特点:外形保守,较少扩展;轴壁和髓壁的深度根据病损深度而定,没有统一深度;需要预备釉质斜面。

② 牙髓保护(图 2-10-1):由于复合树脂材料和牙本质粘接剂有绝缘性,通常不需任何衬底。如果牙体预备后近髓(剩余牙本质厚度小于 1 mm)或牙髓暴露,则需使用氢氧化钙盖髓剂间接或直接盖髓,然后用玻璃离子体封闭盖髓区。

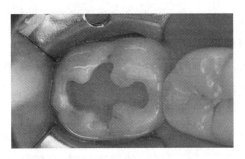

图 2-10-1 窝洞玻璃离子垫底后

(3) 成形片的放置(Ⅱ类洞)

(4) 粘接

① 酸蚀—冲洗粘接技术。

a. 酸蚀、冲洗(图 2-10-2、图 2-10-3):将酸蚀剂均匀涂布于洞壁,酸蚀约 30 s,牙本质时间略短,釉质略长;用喷水冲洗 40 s,吹干(涉及牙本质的窝洞不能过分干燥)。

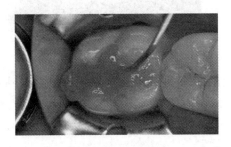

图 2-10-2 酸蚀

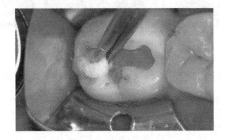

图 2-10-3 窝洞冲洗、干燥

b. 预处理:小毛刷蘸上预处理剂,涂布于窝洞。气枪轻吹让溶剂挥发(全酸蚀二步法系统可省略此步骤)。

c. 粘接(图 2 - 10 - 4):小毛刷蘸上粘接剂,涂布于窝洞,气枪轻吹让溶剂挥发,光照固化 10 s。

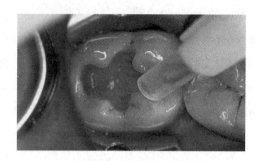

图 2 - 10 - 4　涂布粘接剂

② 自酸蚀粘接技术

a. 二步自酸蚀技术:窝洞内涂布自酸蚀预处理剂,作用 20 s,气枪轻吹;用另一只小毛刷涂粘接剂,轻吹让溶剂挥发,光照固化 10 s。

b. 一步自酸蚀技术:小毛刷蘸上粘接剂,直接涂布于窝洞,作用 20 s;气枪轻吹,让溶剂挥发并形成薄膜;光照固化 10 s。

c. 预酸蚀加自酸蚀技术。

(5) 充填固化树脂材料(图 2 - 10 - 5):逐层加压充填,分层固化。第一层树脂的厚度应在 1 mm 之内。每次充填约 2 mm 厚度的树脂材料,光固化 20～40 s。光固化灯工作端在距充填材料 2～5 mm,医师使用护目镜保护眼睛。初步修整成牙齿解剖外形,略超出洞缘少许。

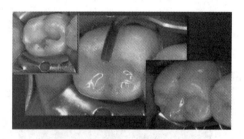

图 2 - 10 - 5　树脂分层充填、光照固化

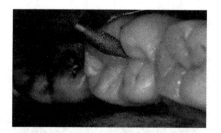

图 2 - 10 - 6　修整、调𬌗

(6) 修形和抛光(图 2 - 10 - 6):用桃形金刚砂针修整后牙咬合面和前牙舌面外形,用咬合纸检查有无高点并调𬌗;用锥形金刚砂针修整前牙唇面;再用金刚砂针、石轮、橡皮杯、砂纸片等磨光修复体。

# 实验十一　前牙复合树脂粘接修复技术

## 【目的要求】

熟悉Ⅳ类洞树脂粘接修复术。

## 【实习内容】

1. 复习Ⅳ类洞外形特点,学习前牙用复合树脂的类型、特点和操作技术。

2. 离体上中切牙Ⅳ类洞的牙体预备和树脂粘接修复。

3. 实习报告。

## 【实验器材】

1. CLINSIM 口腔综合实习机,已制备Ⅳ类洞的离体上中切牙石膏模型。

2. 高速手机、低速手机、各类钻针。

3. 口腔检查器械一套、敷料盒、充填器、咬合纸、磨石、光固化灯、比色板、聚酯薄膜、玻璃板、调拌刀。

4. 光固化复合树脂,酸蚀剂,粘接剂,光固化氢氧化钙,玻璃离子体水门汀粉、液一套。

## 【方法步骤】

1. 复习Ⅳ类洞外形特点,讲解前牙用复合树脂的类型、特点和操作技术。

2. 离体上中切牙Ⅳ类洞的牙体预备和树脂粘接修复

(1) 牙体预备(图2-11-1):按照窝洞制备原则去除龋坏组织以及着色深的牙本质,尽量保留窝洞的抗力形和固位形。用杵形或锥形金刚砂针沿洞缘全长制备 1~3 mm 宽的洞斜面。洞斜面与牙长轴交角为 60°左右。洞斜面宽度由牙体缺损体积大小决定,要求斜面面积约为缺损面积的 2 倍。若釉质面积不够,可适当制作固位形。在近牙龈或直接受力部位,可将釉质厚度的外侧 2/3 磨成一凹面,与牙面成直角(洞面角),使树脂与洞缘对接。

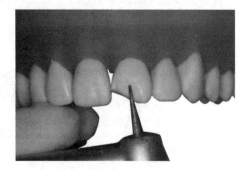

图 2-11-1　牙体预备

（2）护髓、垫底：（见本章实验十）。

（3）比色和选择材料色泽（图2-11-2）：在
自然光线及牙面润湿的条件下，用比色板参照
正常邻牙或同名牙的颜色选定所用材料的颜
色。根据材料特点和个人喜好，可以选择一种
色泽的树脂，或者牙本质色和釉质色两种色泽
的树脂，有的树脂系统有透明色和阻射色两种
色泽的材料。

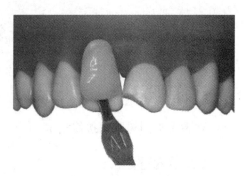

图2-11-2　比色

（4）牙面的酸蚀、粘接（见本章实验十）
（图2-11-3、图2-11-4）。

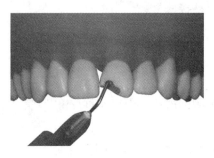

图2-11-3　酸蚀

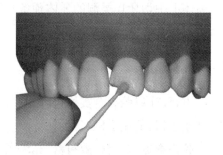

图2-11-4　粘接

（5）树脂的充填固化：方法见本章实验十。若选择两种色泽的材料，先用阻射色或牙
本质色材料修复舌侧部分（或窝洞牙本质层），再用透明色或釉质色材料修复唇侧部分
（或窝洞牙釉质层）（图2-11-5）。需用聚酯薄膜隔离邻牙并辅助成形。

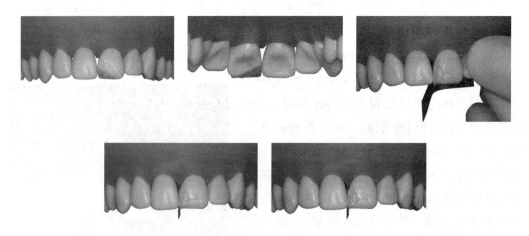

图2-11-5　树脂充填固化

（6）修整、调𬌗 和抛光:用桃形金刚砂针修整后牙咬合面和前牙舌面外形(图 2 - 11 - 6),用咬合纸检查有无高点并调𬌗;用锥形金刚砂针修整前牙唇面(图 2 - 11 - 7);再用金刚砂针、邻面砂条(图 2 - 11 - 8)、抛光碟(图 2 - 11 - 9)、橡皮杯(图 2 - 11 - 10)等磨光修复体。

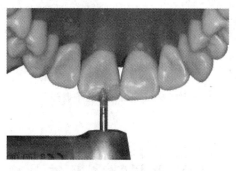

**图 2 - 11 - 6　桃形金刚砂车针修整舌面外**

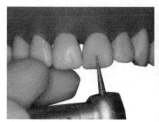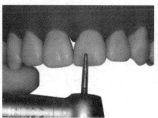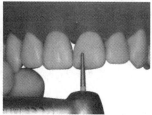

**图 2 - 11 - 7　锥形金刚砂车针修整舌唇面**

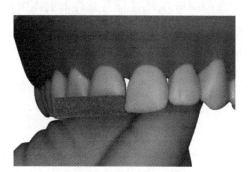

**图 2 - 11 - 8　邻面砂条抛光邻面**

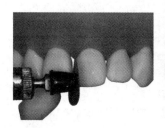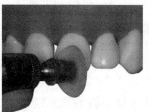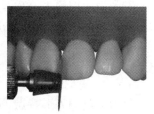

**图 2 - 11 - 9　抛光碟抛光(从左到右为由粗砂到细砂)**

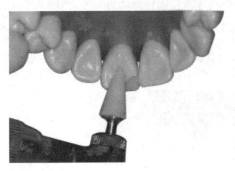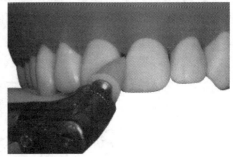

图 2 - 11 - 10  硒粒子抛光

# 实验十二  Ⅴ类洞制备及玻璃离子充填

## 【目的要求】

1. 掌握上颌中切牙Ⅴ类洞洞形的制备原则和方法。

2. 掌握玻璃离子水门汀的调拌和充填技术。

## 【实习内容】

1. 复习Ⅴ类洞外形特点和制备方法，上颌牙操作时的体位和支点应用。

2. 学习玻璃离子水门汀的性质、调拌方法和充填技术。

3. 离体上颌中切牙唇面龈1/3洞制备，玻璃离子充填。

4. 实习报告。

## 【实验器材】

1. CLINSIM 口腔综合实习机、口腔检查盘、高速手机、低速手机、各类钻针、充填器、雕刻刀、玻璃板、调拌刀。

2. 增强型玻璃离子体水门汀粉、液一套，凡士林。

3. 上颌中切牙离体牙（离体牙石膏模型）。

## 【方法步骤】

1. 复习Ⅴ类洞外形特点，讲解窝洞制备的原则和方法，操作的体位、支点。

2. 讲解玻璃离子水门汀的性质、适应证、调拌方法和充填技术。

3. 上颌中切牙唇面龈 1/3 洞制备(图 2-12-1)

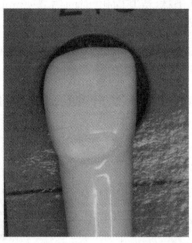

**图 2-12-1　Ⅴ类洞制备及玻璃离子充填**

(1) 体位与术式:使口腔与双肘在同一水平面,上颌平面与地面成 90°角,操作者位于右后方位置;右手以握笔式持手机,以中指和无名指作支点,支点在尖牙及双尖牙区,左手持口镜,放于上中切牙舌侧,从口镜中观察并操作,切忌直视洞形。

(2) 扩展洞形:用裂钻从牙唇面的近龈 1/3 处钻入牙本质,在釉牙本质界下 0.2～0.3 mm 处,保持深度使钻针与牙面垂直向四周扩展。龈壁位于龈缘切方 1 mm 处,形成与颈曲线相应的圆弧形;近、远中侧壁在轴角以内,与釉柱方向一致,向洞口微张;切壁不超过龈 1/3 线,中份稍凹向龈方。使洞底呈与颊面凸度一致的弧形平面。

(3) 修整洞形:洞侧壁与洞底垂直,点、线角清晰。

(4) 形成倒凹:用小球钻或裂钻于龈轴线角和切轴线角中份作圆弧形倒凹。

4. 玻璃离子水门汀充填技术:玻璃离子水门汀(GIC)又称为铝—硅聚丙烯酸酯,是硅酸铝玻璃与多酸发生结固反应生成的复合体。其粘接性强而刺激小,因含氟而有一定的防龋作用,既能作为垫底材料,也能作为窝洞充填修复材料。

(1) 调拌方法:调拌工具应为专用,最好用调拌纸和塑料调拌刀。取适量玻璃离子粉和液分别置于调拌纸上,粉、液比例为 5:2,将粉分为大、中、小三堆,依次将小、中、大堆的调入相应比例的液体中,平持调刀旋转式调拌均匀。调拌在 1 min 内完成。立即将粉、液密封贮存。

(2) 充填方法

① 将窝洞隔湿,消毒,干燥。

② 用充填器取适量的玻璃离子水门汀从洞的一侧放入,以排除空气,加压充填,使充填物与洞密合。

③ 用雕刻刀紧贴牙面修去多余的材料,修整外形。

④ 充填在 90 s 内完成。

⑤ 在充填体表面涂布凡士林,待其固化,时间约 2~6 min。用磨石钻调磨修复体。

⑥ 完全固化需 24~48 h。

# 实验十三　切牙开髓法及髓腔预备

## 【目的要求】

1. 掌握前牙牙髓腔各部分名称与解剖特点。

2. 掌握前牙的开髓洞形和方法,掌握术式、支点和体位的应用。

## 【实习内容】

1. 复习上、下颌前牙髓腔解剖形态和特点。

2. 学习上、下颌前牙开髓洞形、方法,以及髓腔预备原则。

3. 观察标本、模型,熟悉前牙牙髓腔解剖形态。

4. 上颌中切牙开髓术及髓腔预备。

5. 实习报告。

## 【实验器材】

1. CLINSIM 口腔综合实习机、口腔检查盘、高速手机、低速手机、各类钻针。

2. 牙齿剖面模型。

3. 上颌中切牙离体牙(离体牙石膏模型)。

## 【方法步骤】

1. 讲解前牙髓腔解剖形态特点及开髓法。

2. 观察前牙剖面模型。

3. 离体上颌中切牙开髓术

(1) 开髓前的准备

① 口腔检查,了解患牙形态、位置、牙周状态等情况。

② 研读术前 X 线片,分析牙髓腔形态、大小、方向、位置,根管数目和形态。

③ 去除龋坏组织或影响开髓路径的修复体。

(2) 形成开髓洞形

👉 上颌切牙开髓洞形为圆三角形,位于舌面窝的中央,近、远中边缘嵴之间。三角形尖端朝向舌隆突,两腰与近远中边缘嵴平行,底边与切缘平行(图2-13-1)。上颌尖牙的开髓洞形近似于椭圆形(图2-13-2)。下颌切牙的开髓洞形为尖端朝向舌隆突的窄三角形(图2-13-3)。下颌尖牙的开髓洞形为颊舌向的椭圆形(图2-13-4)。

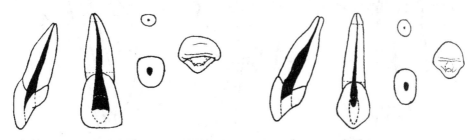

图2-13-1 上颌切牙髓腔形态及开髓洞形　　图2-13-2 上颌尖牙髓腔形态及开髓洞形

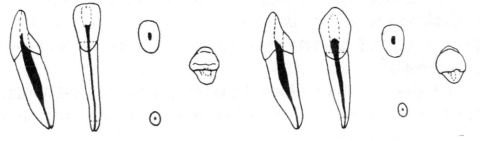

图2-13-3 下颌切牙髓腔形态及开髓洞形　　图2-13-4 下颌尖牙髓腔形态及开髓洞形

① 用铅笔在上颌中切牙舌面画出开髓洞形(图2-13-5)。

② 用裂钻或球钻垂直于上中切牙舌面窝中央下钻,磨除牙釉质,初步形成开髓洞形,注意勿伤舌隆突(图2-13-6)。

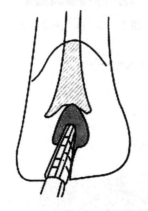
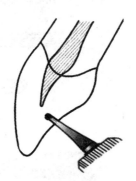

图2-13-5 画出开髓洞形　　图2-13-6 舌面窝中央下钻

(3) 穿通髓腔,揭髓室顶:钻至釉牙本质界时,改变钻针方向,使之尽可能与牙长轴平行,向深层钻入直达髓室。注意支点,体会"落空感",表示已进入髓腔(图2-13-7)。用慢速机球钻提拉式钻磨,揭净髓顶,充分暴露髓角和根管口(图2-13-8)。

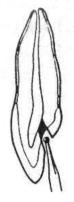 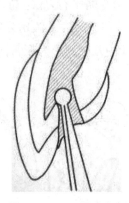 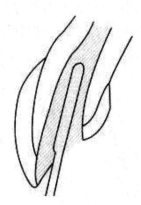

图 2-13-7　穿通髓腔　　　　图 2-13-8　揭髓室顶　　　　图 2-13-9　修整洞形

（4）修整洞形（图 2-13-9）：用探针检查髓角部位的髓室顶是否去尽，修整髓室壁。用长柄球钻（图 2-13-10）、安全钻针（Endo Z 或 Diamendo 等）（图 2-13-11）、G 型（图 2-13-12）或 P 型扩孔钻提拉去除舌隆突处的牙本质突起，即牙本质领，建立器械进入根管的直线通道。

（5）清理髓腔，探查根管口：开髓过程中不断冲洗，清理牙本质碎屑和残留的冠髓等，以保持清晰的视野。用普通探针或 DG-16 探针（图 2-13-13）探查根管口，用小号 K 锉探查根管，检查是否可直线进入根管深部。

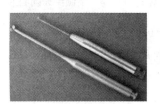 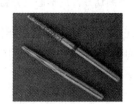

图 2-13-10　长柄球钻　　　　　　图 2-13-11　安全钻针

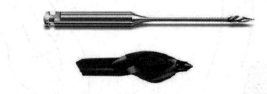

图 2-13-12　G 钻

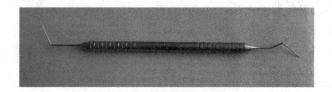

图 2-13-13　DG-16 探针

（6）注意事项

① 钻到釉牙本质界后应立即改变钻针方向，否则会形成唇侧台阶或颈部侧穿。

② 开髓口洞形不宜过大，避免出现台阶甚至近远中向侧穿，或破坏舌隆突。

③ 开髓口洞形不宜过小，避免近、远中髓角暴露不充分，遗留残髓；下颌前牙可能遗漏另一舌侧根管。

# 实验十四　前磨牙开髓法及髓腔预备

## 【目的要求】

1. 掌握前磨牙牙髓腔各部分名称与解剖特点。

2. 掌握前磨牙的开髓洞形和方法，掌握术式、支点和体位的应用。

## 【实习内容】

1. 复习上、下颌前磨牙髓腔解剖形态和特点。

2. 学习上、下颌前磨牙开髓洞形、方法，以及髓腔预备原则。

3. 观察标本、模型，熟悉前磨牙牙髓腔解剖形态。

4. 上颌前磨牙开髓术及髓腔预备。

5. 实习报告。

## 【实验器材】

1. CLINSIM 口腔综合实习机、口腔检查盘、高速手机、低速手机、各类钻针。

2. 牙齿剖面模型。

3. 上颌前磨牙离体牙（离体牙石膏模型）。

## 【方法步骤】

1. 讲解前磨牙髓腔解剖形态特点及开髓法。

2. 观察前磨牙剖面模型。

3. 离体上颌前磨牙开髓术（图 2 - 14 - 1）

（1）开髓前的准备（见本章实验十三）。

（2）形成开髓洞形。

▰▰▰ 上颌前磨牙开髓口的外形为一长椭圆形，其颊舌径为颊舌三角嵴中点之间的距离,宽度约为咬合面近远中径的 1/3(图 2-14-2)。下颌前磨牙开髓洞形为椭圆形或卵圆形,位于咬合面颊尖三角嵴中下部(图 2-14-3)。

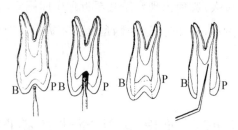

图 2-14-1　上颌前磨牙开髓步骤

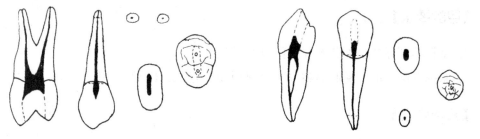

图 2-14-2　上颌前磨牙髓腔形态及开髓洞形　　图 2-14-3　下颌前磨牙髓腔形态及开髓洞形

① 用铅笔在上颌前磨牙𬌗面画出开髓洞形。

② 用裂钻或球钻垂直于𬌗面,在中央窝下钻,至牙本质深层后向颊舌侧扩展至颊舌三角嵴中点处。

(3) 穿通髓腔,揭髓室顶:在颊侧或舌侧穿通髓角,注意体会进入髓腔时的"落空感"。用球钻提拉式钻磨,揭尽髓顶。

(4) 修整髓腔:用探针检查颊、舌侧髓角处髓室顶是否去尽,用安全钻针(Endo Z 或 Diamendo 等)或长柄球钻修整髓室壁,建立器械进入根管的直线通道。

(5) 清理髓腔,探查根管口:开髓过程中不断冲洗,清理牙本质碎屑和残留的冠髓等,以保持清晰的视野。用普通探针或 DG-16 探针探查根管口,上颌第一前磨牙多为颊、舌双根管,注意探查舌侧根管,以免遗漏。用小号 K 锉探查根管,检查是否可直线进入根管深部。

(6) 注意事项

① 使用小型号钻针,且钻针方向始终与牙长轴保持一致,避免在牙颈部近远中向侧穿或形成台阶。

② 去尽髓室顶,不要将暴露的两个髓角当作根管口。

③ 开髓洞口的近远中宽度不能超过髓室的近远中径,否则易形成台阶或牙颈部侧穿。

# 实验十五　上颌磨牙开髓法及髓腔预备

## 【目的要求】

1. 掌握上颌磨牙牙髓腔各部分名称与解剖特点。
2. 掌握上颌磨牙的开髓洞形和方法,掌握术式、支点和体位的应用。

## 【实习内容】

1. 复习上颌磨牙髓腔解剖形态和特点。
2. 学习上颌磨牙开髓洞形、方法,以及髓腔预备原则。
3. 观察标本、模型,熟悉上颌磨牙髓腔解剖形态。
4. 上颌磨牙离体牙(非离体牙石膏模型)开髓术及髓腔预备。
5. 上颌磨牙离体牙(离体牙石膏模型)开髓术及髓腔预备。
6. 实习报告。

## 【实验器材】

1. CLINSIM 口腔综合实习机、口腔检查盘、高速手机、低速手机、各类钻针。
2. 牙齿剖面模型。
3. 上颌磨牙离体牙,上颌磨牙离体牙石膏模型。

## 【方法步骤】

1. 讲解上颌磨牙髓腔解剖形态特点及开髓法。
2. 观察上颌磨牙剖面模型。
3. 离体上颌磨牙开髓术(图 2-15-1)

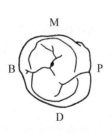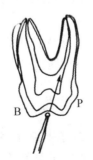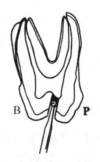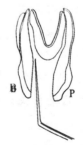

**图 2-15-1　上颌磨牙开髓步骤**

（1）开髓前的准备（见实验十三）。

（2）形成开髓洞形。

☞ 上颌第一磨牙开髓洞形为一钝圆的三角形或菱形（图 2 - 15 - 2），上颌第二磨牙开髓洞形多为较扁的三角形（图 2 - 15 - 3）。三角形的顶在腭侧，底边在颊侧，其中一腰在斜嵴的近中侧，与斜嵴平行，另一腰与近中边缘嵴平行。

① 用铅笔在上颌磨牙𬌗面画出开髓洞形。

② 用球钻或裂钻在中央窝下钻，略朝向近中舌尖方向，钻至牙本质深层时，向颊舌向扩展，形成一偏近中的颊舌径较长的钝圆三角形的深洞。

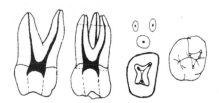
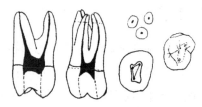

图 2 - 15 - 2　上颌第一磨牙髓腔
形态及开髓洞形

图 2 - 15 - 3　上颌第二磨牙髓腔形态
及开髓洞形

（3）穿通髓腔，揭髓室顶：在近中舌尖处穿通髓角，注意体会进入髓腔时的"落空感"。腭根粗大，腭侧根管口容易暴露。再用球钻向颊侧方向揭髓室顶，一般在近中颊尖下方暴露近颊根管，再向远中略向腭侧方向移动揭尽髓室顶，暴露远颊根管口。

（4）修整髓腔：用探针检查颊侧髓角处髓室顶是否去尽，用安全钻针（Endo Z 或 Diamendo 等）或长柄球钻修整髓室壁，去除近中髓壁的牙本质突起，建立器械进入根管的直线通道。

（5）清理髓腔，探查根管口：开髓过程中不断冲洗，以保持清晰的视野。用普通探针或 DG - 16 探针探查根管口，注意要常规寻找 MB2（近中颊第二根管），MB2 根管口多位于近颊第一根管和腭根根管口连线的近中。用小号 K 锉探查根管，检查是否可沿直线进入根管深部。

（6）注意事项

① 下钻时注意钻针方向，避免磨损髓室的近中壁，甚至造成颈部缩窄处侧穿。

② 开髓洞形略偏近中，尽量避开近中舌嵴。

③ 颊侧底边的长度在揭髓室顶时确定，以尽量保留不必去除的牙体组织。

④ 髓室顶和底间的距离随年龄增加而变小，揭髓室顶时要防止破坏髓室底的形态，防止髓室底穿通。

⑤ 注意寻找 MB2，以免遗漏。

说明：第一次实验课让学生在上颌磨牙离体牙上操作，熟悉上颌磨牙开髓洞形和髓腔形态，掌握开髓方法。第二次实验课再让学生在上颌磨牙离体牙石膏模型（头模）上操作，掌握上颌磨牙开髓术的术式、支点和体位。

# 实验十六　下颌磨牙开髓法及髓腔预备

## 【目的要求】

1. 掌握下颌磨牙牙髓腔各部分名称与解剖特点。
2. 掌握下颌磨牙的开髓洞形和方法,掌握术式、支点和体位的应用。

## 【实习内容】

1. 复习下颌磨牙髓腔解剖形态和特点。
2. 学习下颌磨牙开髓洞形、方法及髓腔预备原则。
3. 观察标本、模型,熟悉下颌磨牙髓腔解剖形态。
4. 下颌磨牙开髓术及髓腔预备。
5. 实习报告。

## 【实验器材】

1. CLINSIM 口腔综合实习机、口腔检查盘、高速手机、低速手机、各类钻针。
2. 牙齿剖面模型。
3. 下颌磨牙离体牙(离体牙石膏模型)。

## 【方法步骤】

1. 讲解下颌磨牙髓腔解剖形态特点及开髓法。
2. 观察下颌磨牙剖面模型。
3. 离体下颌磨牙开髓术(图 2 - 16 - 1)

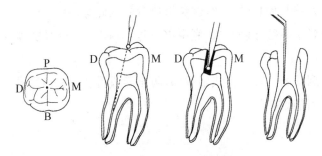

**图 2 - 16 - 1　下颌磨牙开髓步骤**

（1）开髓前的准备（见实验十三）。

（2）形成开髓洞形。

👉 下颌磨牙开髓洞形为一钝圆角的长方形，位于咬合面近远中径的中 1/3 偏颊侧部分。开髓洞形近中边稍长，远中边稍短，颊侧洞缘在颊尖的舌斜面上，舌侧洞缘在中央沟处（图 2 - 16 - 2）。

① 用铅笔在下颌磨牙𬌗面画出开髓洞形。

② 用球钻或裂钻在中央窝下钻，至牙本质深层，向近远中及颊侧方向扩展，形成比髓室顶略小的长方形窝洞。

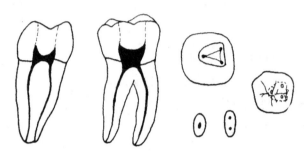

**图 2 - 16 - 2　下颌磨牙髓腔形态及开髓洞形**

（3）穿通髓腔，揭髓室顶：穿通远中或近中髓角，注意体会进入髓腔时的"落空感"，在沿洞口外形扩大，揭尽髓室顶。

（4）修整髓腔：用探针检查颊侧髓角处髓室顶是否去尽，用安全钻针（Endo Z 或 Diamendo 等）或长柄球钻修整髓室壁，去除牙本质突起，建立器械进入根管的直线通道。

（5）清理髓腔，探查根管口：开髓过程中不断冲洗，以保持清晰的视野。用普通探针或 DG - 16 探针探查根管口，用小号 K 锉探查根管，检查是否可沿直线进入根管深部。下颌磨牙近中根多有两个根管，远中根较粗大，可以是一个根管或两个根管。探查时注意髓腔变异的情况，如下颌第二磨牙可有 C 型根管。

（6）注意事项

① 钻针方向始终与牙长轴一致，避免形成台阶或侧穿。

② 中老年患者下颌磨牙髓室顶、底距离较近，开髓时注意区别顶、底的形态，防止破坏髓室底或底穿。

③ 注意开髓洞形的位置在中线偏颊侧，防止形成舌壁台阶或穿孔；注意钻针方向，防止近中颈部形成台阶或穿孔。

# 实验十七　盖髓术、活髓切断术、牙髓失活法及干髓术

## 【目的要求】

1. 掌握盖髓术、活髓切断术、牙髓失活法及干髓术的原理和适应证。
2. 掌握盖髓术、牙髓失活法、干髓术的操作技术,初步掌握活髓切断术的操作技术。

## 【实习内容】

1. 复习盖髓术、活髓切断术、牙髓失活法及干髓术的原理、适应证,以及操作方法。
2. 在离体上颌磨牙Ⅰ类洞上行盖髓术。
3. 在离体上颌磨牙上行牙髓失活法。
4. 在离体上颌磨牙上行活髓切断术。
5. 在离体上颌磨牙上行干髓术。
6. 实习报告。

## 【实验器材】

1. CLINSIM 口腔综合实习机、口腔检查盘、高速手机、低速手机、各类钻针。
2. 敷料盒、冲洗空针、挖匙、水门汀充填器、调拌刀、玻璃板。
3. 75％酒精,生理盐水,登士柏 Dycal 自凝氢氧化钙一套,牙髓失活剂,10％甲醛甲酚液,干髓剂,氧化锌粉和丁香油,磷酸锌粉、液一套。
4. 上颌磨牙离体牙(离体牙石膏模型)。

## 【方法步骤】

1. 讲解盖髓术、活髓切断术、牙髓失活法及干髓术的原理、适应证,以及操作方法。
2. 盖髓术

盖髓术是一种保存活髓的方法,在接近牙髓的牙本质表面或已暴露的牙髓创面上覆盖能使牙髓组织恢复的制剂,以保护牙髓,消除病变。可分为直接盖髓法和间接盖髓法。

直接盖髓法(图 2-17-1):是用盖髓剂覆盖牙髓暴露处,诱导牙髓细胞分化为成牙本质细胞样细胞,促进受损牙髓愈合,以保存活髓的方法。适应证:根尖未发育完全,因机械性或外伤性露髓的年轻恒牙;根尖已发育完全,机械性或外伤性露髓,穿髓孔直径不超过 0.5 mm 的恒牙。禁忌证:因龋露髓;有不可复性牙髓炎或根尖周炎表现的患牙。

间接盖髓法(图 2-17-2):是用盖髓剂覆盖在接近牙髓的牙本质表面,诱导成牙本质细胞样细胞分化,促进修复性牙本质形成,以保存活髓的方法。适应证:深龋、外伤等造成近髓的患牙;深龋引起的可复性牙髓炎;深龋去尽腐质未见穿髓,不能判断是慢性牙髓炎或可复性牙髓炎时,做诊断性治疗。

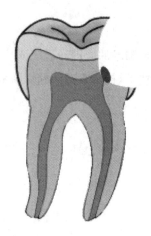
图 2-17-1　直接盖髓法

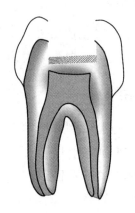
图 2-17-2　间接盖髓法

常用盖髓剂:氢氧化钙、氧化锌丁香油粘固剂、MTA。

在离体上颌磨牙Ⅰ类洞上行盖髓术:

(1)窝洞制备:在离体上颌磨牙中央窝制备近髓Ⅰ类洞(见本章实验六),辨清近髓或穿髓区。

(2)窝洞处理:清洁窝洞,用生理盐水冲洗窝洞,隔湿,干燥窝洞;酒精棉球消毒窝洞。

(3)调拌氢氧化钙(见本章实验九)。

(4)覆盖盖髓剂:用探针蘸取适量氢氧化钙糊剂覆盖近髓或穿髓处,厚约 0.5 mm,避免糊剂残留在洞侧壁、龈壁或洞缘等处。

(5)封闭窝洞:用水门汀充填器取适量丁氧膏(ZOE)暂时封闭窝洞。

(6)疗效观察:临床观察 1~2 周复诊。

3. 牙髓失活法

🖝 牙髓失活法是用化学药物制剂封于牙髓创面,引起牙髓血运障碍而使牙髓组织坏死失去活力的方法。

适应证:去髓治疗麻醉效果不佳或麻醉剂过敏,干髓术治疗。

常用失活剂:多聚甲醛、金属砷、亚砷酸。

在离体上颌磨牙上行牙髓失活法(图 2-17-3):

(1)术前谈话:在失活术前,先向患者说明封药的目

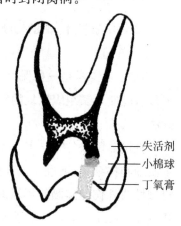
　　　　　　　　　　　　　　　——失活剂
　　　　　　　　　　　　　　　——小棉球
　　　　　　　　　　　　　　　——丁氧膏

图 2-17-3　牙髓失活法

的和时间,按要求约定好复诊时间(临床观察1~2周复诊)。嘱患者不用患侧咀嚼,若封物脱落及时就诊。

(2)龋洞处理:去除龋坏组织和食物残渣,若疼痛剧烈可不必彻底除去所有龋坏和软化牙本质,待牙髓失活后再除去。

(3)穿通髓腔:在窝洞近髓处以锐利挖匙或球钻使牙髓暴露,动作轻快,避免造成剧烈疼痛。

(4)放置失活剂:隔湿窝洞,擦干窝洞,如出血多,可用浸有酚或肾上腺素的小棉球压入窝洞片刻止血。用探针取适量失活剂放置穿髓孔处,使其紧贴暴露的牙髓。在其上置一丁香油小棉球,用丁氧膏(ZOE)暂时封闭窝洞。

(5)医嘱,1~2周复诊。

(6)注意:放置失活剂时不可加压,以免失活过程中发生剧痛。放置丁香油棉球或暂封窝洞时,不要移动失活剂,以免造成失活效果不佳或者损失牙龈或牙槽骨。

4. 活髓切断术

活髓切断术是切除冠部炎症牙髓组织,以盖髓剂覆盖于牙髓断面,保留正常牙髓组织的方法。

适应证:根尖未发育完成的年轻恒牙,因龋、外伤或机械因素露髓。

常用盖髓剂:氢氧化钙。

在离体上颌磨牙上行活髓切断术(图2-17-4、图2-17-5):

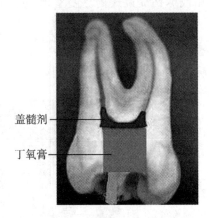

盖髓剂

丁氧膏

图2-17-4 活髓切断术(暂时封洞)

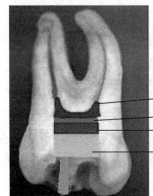

盖髓剂

丁氧膏

磷酸锌水门汀

永久充填材料

图2-17-5 活髓切断术(永久充填)

(1)局部麻醉。

(2)去除龋坏组织,制备洞形,用生理盐水或3%双氧水冲洗窝洞。

(3)隔湿患牙:最好采用橡皮障隔湿法,也可用棉卷隔湿,干燥窝洞,用酒精棉球消毒。治疗过程中遵循无菌原则,防止牙髓再感染。

（4）揭髓室顶：从穿髓孔处，用裂钻或球钻提拉式揭尽髓室顶，修整髓室壁（见本章实验十五）。

（5）切断冠髓：用消毒的锐利挖匙或球钻自根管口略下方切断冠髓。

（6）冲洗止血：用生理盐水冲洗髓腔内残剩碎屑，干棉球止血，或用沾有肾上腺素的小棉球压入窝洞片刻止血，干燥窝洞。

（7）放置盖髓剂：用水门汀充填器取适量调拌好的氢氧化钙糊剂放置于根管口，厚度约1～1.5 mm。

（8）用丁氧膏（ZOE）暂时封闭窝洞。

（9）疗效观察：临床观察1～2周复诊。

（10）永久充填：若复诊时无症状，除去大部分暂封物，用磷酸锌水门汀垫底，银汞合金或复合树脂充填。

5. 干髓术

☞ 干髓术，又称坏死牙髓切断术或失活牙髓切断术，是用药物使牙髓失活后，除去感染的冠髓，在根管口覆盖干髓剂，保留干尸化的根髓，保存患牙的治疗方法。

适应证：牙髓早期病变，不能行活髓保存治疗，根尖孔已发育完成的恒后牙；上颌第三磨牙或张口受限患者的后牙，行根管治疗操作困难。禁忌证：肉眼可见部分冠髓坏死者、已发生根尖周炎者、前牙不宜行干髓术。干髓剂：含多聚甲醛制剂。

在离体上颌磨牙上行干髓术：

（1）牙髓失活（见"牙髓失活法"）。

（2）揭髓室顶：去除暂封物，从穿髓孔处用裂钻或球钻提拉式揭尽髓室顶，修整髓室壁（见本章实验十五）。

（3）切断冠髓：用锐利挖匙或球钻自根管口略下方切断冠髓。

（4）清洗窝洞，隔湿患牙：用生理盐水冲洗窝洞，棉卷隔湿患牙，擦干窝洞。

（5）"甲醛浴"：将浸有甲酚甲醛合剂的小棉球置于窝洞内根管口上，停留1～2 min。取出小棉球，用干棉球吸干多余的甲酚甲醛液体。放置干髓剂（图2-17-6）：用水门汀充填器取干髓剂放置在根管口，干髓剂必须与根管口牙髓断面紧密接触。干髓剂的体积大约等于保留根髓体积的1/4。注意不要将干髓剂放置在髓室底处，以免干髓剂通过此处的侧支根管，对根分叉处的牙周组织产生刺激。

（6）用磷酸锌水门汀垫底，充填窝洞。

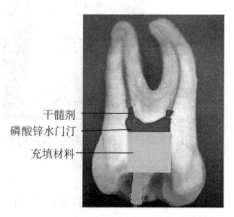

干髓剂
磷酸锌水门汀
充填材料

**图2-17-6 干髓术**

# 实验十八　根管预备技术

## 【目的要求】

1. 掌握根管治疗术的原理和适应证。

2. 掌握根管预备技术所需器械及用法。

3. 掌握逐步后退法根管预备技术,熟悉逐步深入法和冠根向预备法。

## 【实习内容】

1. 复习根管治疗术的原理和适应证。

2. 复习根管治疗术中根管预备技术的目的、原则,认识所需器械及其用法。

3. 学习根管预备技术的方法、操作步骤和技术要点。分别在离体上颌中切牙、上颌前磨牙、下颌磨牙模型牙以及上颌磨牙离体牙(非头模)上完成根管预备(分 3～4 次实验课完成)。

4. 实习报告。

## 【实验器材】

1. CLINSIM 口腔综合实习机。

2. 口腔检查盘、敷料盒、调拌刀、玻璃板、高速手机、低速手机、各类钻针。

3. 光滑髓针、拔髓针、K 型扩孔钻、K 型锉、H 型锉、C 型先锋锉、G 钻、根管长度测量尺、冲洗空针、镍钛根管预备器械和机用马达。

4. 10％甲醛甲酚液、氧化锌粉和丁香油、生理盐水、3％过氧化氢溶液(双氧水)或 1％～2％次氯酸钠、17％ EDTA。

5. 已开髓的离体上颌中切牙、上颌前磨牙、下颌磨牙(石膏模型),上颌磨牙离体牙。

## 【方法步骤】

1. 讲解根管治疗术的原理和适应证,根管预备技术所需的器械(图 2-18-1 至图 2-18-10),以及根管预备的方法和步骤。

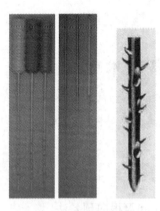

图 2-18-1 有柄拔髓针
和无柄拔髓针

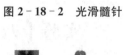

图 2-18-2 光滑髓针

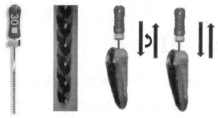

图 2-18-3 K 型锉及其使用方法

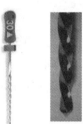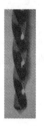

2-18-4 K 型扩孔钻及其使用方法

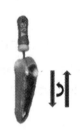

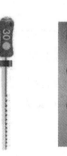

图 2-18-5 H 型锉及其使用方法

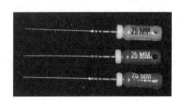

图 2-18-6 C 型先锋锉

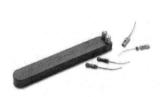

图 2-18-7 K 型锉预弯器

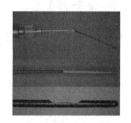

图 2-18-8 根管冲洗针头

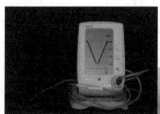

图 2-18-9 根管长度测量尺

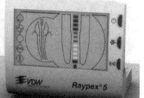

图 2-18-10 电子根尖定位仪

2. 离体上颌中切牙、上颌前磨牙、上颌磨牙、下颌磨牙根管预备。

👉 根管预备的目的包括根管清理和根管成形。根管清理是指彻底清除根管系统内所有内容物和感染物质,包括机械去除和化学药物处理。根管成形是指用机械的方法使根管形成由根尖狭窄区向根管方向内径逐渐增大,有一定锥度的根管形态,以利于根管的清洁和根管充填材料在根管内形成三维严密的充填。

☞ 根管预备的生物学原则:a. 根管预备的操作须局限在根尖狭窄部之内,避免刺激根尖周组织;b. 保持根管和根尖孔的自然形态和位置,避免发生偏移和形成台阶;c. 根管的冠部应充分扩大,以利于根管冲洗,以及提供足够的空间完成根管充填。

(1) 开髓及髓腔预备(见本章实验十三至实验十六)。

(2) 根管探查和疏通:用小号的 K 型锉(10 号或 15 号)探查根管的通畅性、弯曲度以及根尖孔大小。将 K 型锉尖端 2~3 mm 预弯(图 2-18-7),插入根管,正、反旋转 15°~30°,向根方逐渐渗透,小幅度提拉疏通根管。

(3) 拔髓和根管清理:根据根管的粗细,选择适当型号的拔髓针(图 2-18-1),从根管口一侧插入根管,深入根管 2/3,顺时针旋转 180°可拔除成形的牙髓。注意:拔髓针进入根管,遇阻力须后退,换用小号的拔髓针;旋转拔髓针的角度不能过大,勿做提拉动作,否则拔髓针易被卡住,甚至折断。

坏死分解的牙髓,可选取适当型号的根管锉,配合根管冲洗液,分别依次到达根管冠1/3、中 1/3、根尖 1/3 处,反复提拉,冲洗,每次冲洗可见有碎屑冲出。注意:禁止根管锉第一次就插到根尖,避免将感染物推出根尖孔。

(4) 确定工作长度

☞ 理解根尖狭窄部的概念(图 2-18-11)。

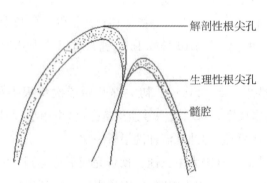

图 2-18-11 根尖狭窄部

☞ 工作长度(working length,WL):从牙冠参照点(切端、牙尖或洞缘)到根管的根尖狭窄部的长度,为根管预备的长度,即工作长度。参照点在根管治疗过程中要稳定无变化。

确定工作长度的方法:

① 指感法:选用小号的根管锉(15 号锉)插入根管,手指感觉器械达到根尖部时有轻微阻力感,固定橡皮片,取出器械测量长度(图 2-18-9),作为"估计工作长度"。

② X 线片法:在术前 X 片上测量牙冠参照点到根尖端的长度,减去 1 mm 作为"估计

工作长度"，按照该长度插入小号锉（15 号锉），拍 X 光片（插针片）。在 X 光片上量出锉尖到根尖的距离，如果为 1 mm，则此"估计工作长度"为工作长度；如果锉尖到根尖的距离为 2 mm，则把"估计工作长度"加上 1 mm 即为工作长度，反之一样。若该距离大于 3 mm，需重拍 X 光片。

③ 电测法：根尖定位仪（图 2 - 18 - 10）测量工作长度是临床上最常用的方法，是根管治疗必备仪器。测量时一个电极（唇钩）挂于口角处，另一电极与根管锉（常为 10 号或 15 号锉）相连，锉干上的橡皮垫片与参照点接触，当锉尖达到根管最狭窄处时，即可测出根管长度（图 2 - 18 - 12、图 2 - 18 - 13）。

注意：在确定工作长度时，常常参考牙齿的平均工作长度，结合以上的三种方法确定根管工作长度。

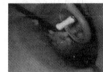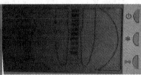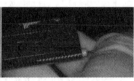

图 2 - 18 - 12　电测法原理　　　　　　图 2 - 18 - 13　电测法操作步骤

（5）根管预备

① 逐步后退法（step-back technique），主要适用于直根管和轻度弯曲的根管。

a. 确定工作长度（见前文）。

b. 选择初尖锉（initial apical file），是指能够到达根管工作长度并在根尖狭窄部有轻微阻力而不穿出根尖孔的锉，常为 10 号或 15 号锉。可以认为其尖部直径代表根尖狭窄部的根管大小。

c. 根尖部预备（图 2 - 18 - 14a）：从初尖锉开始依次将根尖部预备到比初尖锉大 3 号，每支锉均达到工作长度。每增大一号锉预备完后，再用小一号的锉再次达到工作长度，即回锉。每更换一次器械，用冲洗液冲洗根管一次。

完成根尖部预备的最大号锉为主尖锉。预备完成后应达成：主尖锉能够无阻力到达工作长度；加压向根尖方向推进主尖锉时，主锉遇阻力不能超出根尖孔。

👉 K 型锉的使用方法（图 2 - 18 - 3）：可以"扩"，即顺时针旋转 1/4 圈，切入牙本质并深入根管内部；也可以"锉"，即插入根管至工作长度后，贴根管壁拉出，做提拉动作，切割牙本质壁。两种方法常常结合使用。

K 型扩孔钻的使用方法（图 2 - 18 - 4）：用"扩"的方法，顺时针旋转 1/4～1/2 圈。

H 型锉的使用方法（图 2 - 18 - 5）：用"锉"的方法，贴根管壁做提拉动作。

d. 根中部预备（图 2 - 18 - 14b）：预备到主尖锉后，每增大一号器械，进入根管的长度减少 1 mm，共退 3～4 步。每换一根锉要用主尖锉回锉一次，每更换一次器械冲洗根管一次。

e. 根管冠部预备(图 2-18-14c):用 G 型钻预备根管中上段,顺序使用 1、2、3、4 号 G 型钻。每换大一号 G 型钻,操作长度减少 2 mm,并用主尖锉回锉和冲洗。

f. 修整根管壁(图 2-18-14d):用主尖锉插入根管至略小于工作长度,使用"锉"法切削根管壁,将根管壁修整为连续的锥形。

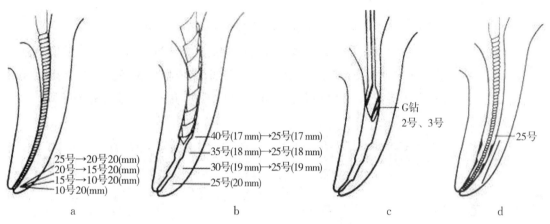

图 2-18-14 a—d 为逐步后退法根管预备步骤

👉 注意事项:

a. 使用器械前要检查有无折痕、螺纹松解或锈蚀。

b. 扩锉器械使用时旋转角度不要超过正反 90°范围。

c. 器械要按顺序使用,不能跳号。小号器械未到达工作长度时,不要换用大号器械,否则易形成台阶。

d. 器械向根方推进时,不能力量过猛,否则易将感染物推出根尖孔,或刺伤根尖周组织,引起急性根尖周炎。

e. 初学者,在临床上使用器械时须栓上安全线,以防止器械脱手,造成患者误吞。

② 逐步深入法(step-down technique),适用于弯曲根管的预备(图 2-18-15)。

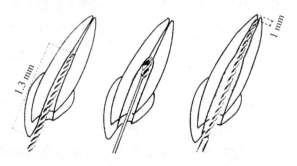

图 2-18-15 逐步深入法根管预备步骤

a. 用小号锉探查根管通路,疏通根管,了解根管弯曲情况。

b. 预备根管冠 1/2~1/3:先用 15~25 号 H 型锉预备根管冠 1/3~1/2 段,然后顺序使用1~3号G钻预备,每换一大号G钻,操作长度减少2 mm,敞开根管冠部,减缓根管弯曲度,使器械易于进入弯曲根管的根尖部,同时有利于冲洗液进入根尖部。注意每次扩锉后冲洗。

　　c. 确定工作长度。

　　d. 用逐步后退法预备根尖部。

　　③ 冠根向预备法(crown-down technique)(图2-18-16a、b、c)。

　　冠根向预备法的技术要点是根管预备从根管口向根尖方向进行,使用器械的顺序是锥度从大到小,编号从小到大,逐步深入,达根尖狭窄部,完成根管预备。目前大多数镍钛器械都采用冠根向预备技术,根据各种镍钛系统设计不同,其预备的方法略有不同。

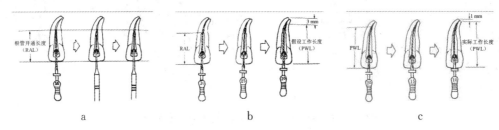

图2-18-16　a—c为冠根向预备法根管预备步骤

　　(6) 根管冲洗:根管预备中和预备后均用根管冲洗液大量冲洗根管,将碎屑和感染物冲出根管,直至最后流出的液体清亮为止。注意,冲洗时避免加压。常用的根管冲洗液有生理盐水、3%双氧水、1%~2%次氯酸钠、0.2%氯己定溶液,或17% EDTA。

　　(7) 根管干燥:隔湿患牙,吹干髓腔,用消毒的纸尖或棉捻插入根管,吸干根管内液体。

　　(8) 根管消毒:常用的根管消毒药物有甲酚甲醛、樟脑酚、氢氧化钙、抗生素制剂、碘仿制剂、氯己定等等。氢氧化钙是目前临床上最常用,被认为效果最好的根管消毒药物。甲酚甲醛、樟脑酚等因有一定刺激性,目前临床上已较少使用。

　　用光滑髓针松卷棉捻,蘸药液或药物糊剂(液体需在干棉卷上略吸干),置入根管,贴根管壁抽出光滑髓针。也可以用纸尖(小于根管长度)蘸药物置入根管内。成品氢氧化钙糊剂也可直接注射入根管。而后,在髓腔内放一小棉球,用氧化锌丁香油水门汀暂封窝洞。封药时间1~2周。

　　说明:在课程安排上,每种离体牙的"根管预备技术"和"根管充填技术"(下一节)可交替进行,并将讲授内容逐步加深,让学生逐渐体会和掌握根管治疗技术。在实验中,安排了一次离体上颌磨牙(非头模)根管预备技术,希望学生在熟悉操作步骤以后,体会根尖狭窄区的概念,磨牙根管的特点和预备方法。

# 实验十九　镍钛器械根管预备技术

## 【目的要求】

1. 初步掌握镍钛器械根管预备技术所需器械及用法。
2. 初步掌握机用器械预备法及注意事项。

## 【实习内容】

1. 复习根管治疗术中根管预备技术的目的、原则，认识所需器械及其用法。
2. 复习根管冠根向预备技术的方法、操作步骤和技术要点，学习镍钛器械根管预备的原则。
3. 在离体上颌前牙离体牙(非头模)、上颌前磨牙(石膏模型)或根管塑料模型上完成根管预备。
4. 实习报告。

## 【实验器材】

1. CLINSIM 口腔综合实习机。
2. 口腔检查盘、敷料盒、调拌刀、玻璃板、高速手机、低速手机、各类钻针。
3. 光滑髓针、拔髓针、K 型锉、C 型先锋锉、PROTAPER 器械或 Mtwo 器械、机用马达、根管长度测量尺、冲洗空针。
4. 10％甲醛甲酚液、氧化锌粉和丁香油、生理盐水、3％双氧水或 1％～2％次氯酸钠、17％ EDTA。
5. 已开髓的离体上颌前牙、上颌前磨牙(石膏模型)或根管塑料模型。

## 【方法步骤】

1. 讲解机用器械预备法及步骤，包括 PROTAPER 器械(图 2-19-1、图 2-19-2)或 Mtwo 器械(图 2-19-3)及电动根管马达(图 2-19-4)。

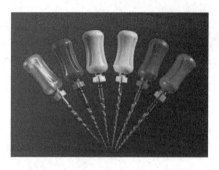

图 2‑19‑1　PROTAPER(手用)

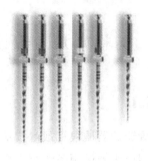

图 2‑19‑2　PROTAPER(机用)

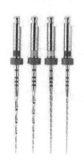

图 2‑19‑3　Mtwo 器械

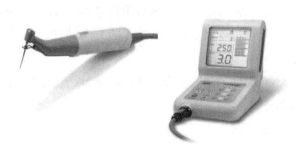

图 2‑19‑4　电动根管预备马达

2. 离体上颌中切牙、上颌前磨牙或根管塑料模型根管预备。

(1) PROTAPER 器械:PROTAPER 器械采用的预备方式不是传统意义上的冠根向预备技术,其基本操作程序如下(图 2‑19‑5):

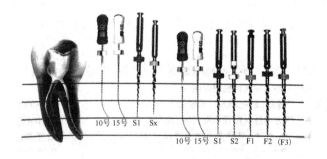

图 2‑19‑5　PROTAPER 操作程序

① 根管入口疏通:根据 X 线片粗估工作长度,用 10 号、15 号 K 型锉疏通根管至距粗估长度 3～4 mm 处。

② 根管口预备:用 S1、SX 敞开根管中上段,至距粗估长度 3～4 mm 处,SX 进入的深度不得超过 S1。

③ 确定工作长度:用 10 号、15 号 K 型锉疏通根管至根尖狭窄处,确定精确工作长度。

④ 根尖初步预备:用 S1、S2 依次达到工作长度,进行跟尖初步预备。

⑤ 预备完成:依次用 F1、F2、F3 达到工作长度,完成根管预备;对于细小弯曲根管,可仅预备到 F1 或 F2。

⑥ 根管冲洗:根管预备中和预备后均用根管冲洗液大量冲洗根管,将碎屑和感染物冲出根管,直至最后流出的液体清亮为止。注意,冲洗时避免加压。常用的根管冲洗液有生理盐水、3%双氧水、1%~2%次氯酸钠、0.2%氯己定溶液或 17% EDTA。

⑦ 根管干燥:隔湿患牙,吹干髓腔,用消毒的纸尖或棉捻插入根管,吸干根管内液体。

⑧ 根管消毒:常用的根管消毒药物有甲酚甲醛、樟脑酚、氢氧化钙、抗生素制剂、碘仿制剂、氯己定等等。氢氧化钙是目前临床上最常用,被认为效果最好的根管消毒药物。甲酚甲醛、樟脑酚等因有一定刺激性,目前临床上已较少使用。

用光滑髓针松卷棉捻,蘸药液或药物糊剂(液体需在干棉卷上略吸干),置入根管,贴根管壁抽出光滑髓针。也可以用纸尖(小于根管长度)蘸药物置入根管内。成品氢氧化钙糊剂也可直接注射入根管。而后,在随腔内放一小棉球,用氧化锌丁香油水门汀暂封窝洞。封药时间 1~2 周。

(2) 改良 Mtwo 预备方式:首先用 IntroFile 等根管口成型器敞开根管入口,它与 PROTAPER 的预备方式类似,其基本操作程序如图 2 - 19 - 6。

注意事项:

① 确定根管通畅:在使用镍钛器械进行根管预备之前,无论根管形态是否复杂、有无弯曲,均需用手用不锈钢器械来疏通根管,确定根管通畅平滑,且具有再现性。

② 正确选择适应证:不能用于钙化或有台阶的根管,Ⅱ型根管、严重弯曲的根管或"S"形根管最好不用,再治疗和第三磨牙病例慎用。

③ 制备直线通路:即制备的冠部入口和根管入口应有足够的大小和符合要求,以保证镍钛器械可循直线方向进入根管和根尖区,以减少冠部阻力和器械所承受的应力。

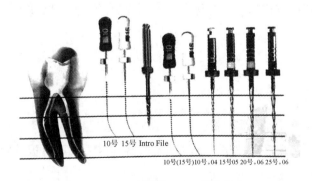

10号 15号 IntroFile

10号(15号)10号。04 15号05 20号。06 25号。06

图 2 - 19 - 6  改良的 Mtwo 操作程序

④ 控制扭矩和转速:最好选用扭力控制马达与器械相匹配的减速手机、厂家推荐的扭矩和转速。

⑤ 不要用力:采用较轻的接触而不向器械尖端加压和施力。

⑥ 保持转动和移动:所有镍钛器械均应在转动状态下进出根管,且在根管中应保持上下移动。一个器械在每一个根管内的工作时间不超过 5 s。

⑦ 根管冲洗和润滑:预备过程中最好使用润滑剂如 EDTA,要随时清洁器械、冲洗根管并用 15 号锉回锉。

⑧ 随时检查器械:每次使用前后均应清洁和仔细检查器械。

⑨ 控制使用次数:通常建议镍钛机用器械预备 4~5 颗磨牙后即丢弃。然而在遇到根管重度弯曲的病例时,要使用新器械且预备一次后即应丢弃。

# 实验二十　根管充填技术

## 【目的要求】

1. 掌握根管充填的目的和时机。
2. 掌握根管充填所需器械及用法。
3. 掌握冷牙胶侧方加压法根管充填的步骤和技术要点。
4. 了解热牙胶根管充填技术。

## 【实习内容】

1. 复习根管充填术的目的、时机,认识所需器械及其用法。

2. 学习冷牙胶侧方加压法根管充填的步骤和技术要点。学习热牙胶根管充填技术的分类和技术要点(分两次实验课讲解)。

3. 分别在离体上颌中切牙、上颌前磨牙、上颌磨牙、下颌磨牙上完成根管充填(分三次实验课完成)。

4. 实习报告。

## 【实验器材】

1. CLINSIM 口腔综合实习机。

2. 口腔检查盘、敷料盒、挖匙、水门汀充填器、调拌刀、玻璃板、酒精灯、高速手机、低速手机、各类钻针。

3. 光滑髓针、根管长度测量尺、螺旋充填器、根管充填侧压器、垂直加压器、冲洗空针。

4. 75％酒精,生理盐水,牙胶尖,纸尖,氧化锌粉和丁香油,磷酸锌粉、液一套。

5. 已完成根管预备的离体上颌中切牙、上颌前磨牙、上颌磨牙、下颌磨牙(离体牙石膏模型)。

### 【方法步骤】

1. 讲解根管充填术的目的、时机,所需器械及其用法(图 2-20-1 至图 2-20-5),以及根管充填的方法和技术要点。

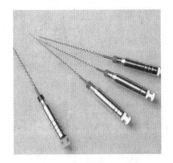 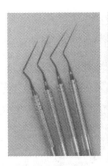 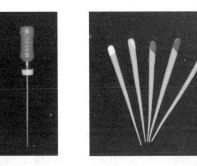

图 2-20-1　螺旋输送器　　　图 2-20-2　根管充填侧压器　　　图 2-20-3　各种规格牙胶尖

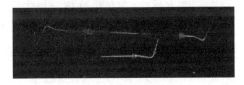   

图 2-20-4　根管垂直加压器　　　图 2-20-5　各型热牙胶充填设备

2. 离体上颌中切牙、上颌前磨牙、上颌磨牙、下颌磨牙冷牙胶侧方加压法根管充填。

☞ 根管充填的目的:消除冠部和根尖周组织进入根管系统的渗漏途径,严密封闭根管系统,预防再感染,为根尖周组织病变的愈合创造有利的生物学环境。

☞ 根管充填的时机:患牙无自觉症状,临床检查无异常表现,根管已成形,根管内清洁、无异味或渗出。

(1)隔湿,用吸潮纸尖或棉捻干燥根管。

(2)试主牙胶尖:选择与主尖锉锥度、型号相同或小一号的牙胶尖,用镊子及尺子标记出工作长度,放入根管内测试,适合即作为主牙胶尖。合适的主牙胶尖能够顺利按照工作长度到达根尖狭窄部,在根尖 1/3 应与根管壁紧密贴合。取出时根尖部有回拉阻力,说明主牙胶尖刚好卡在根尖狭窄部。

此时,应拍 X 线片(试尖片、示踪片)检查主牙胶尖情况。如果 X 线片主牙胶尖超出根尖端,应换大一号的牙胶尖,或者剪去牙胶尖超出的部分,重新试尖。如果主牙胶尖未达到工作长度,需换小一号的牙胶尖再试。如果主牙胶尖在根尖 1/3 与根管壁有间隙,而在根中上 1/3 与根管壁间无间隙,需考虑主牙胶尖型号或锥度不合适,或根管预备不理想,应重新选择牙胶尖或预备根管。

最终测试适合的牙胶尖作为主牙胶尖,将牙胶尖用75%酒精消毒备用。

(3) 选择侧压器(spreader):一般选择与主牙胶尖型号相同或相差一号的侧压器,侧压器应较宽松地达到距工作长度1~2 mm处。

(4) 调制根管充填糊剂(封闭剂,sealer)

☞ 根管充填糊剂可分为4类:氧化锌丁香油类根管充填糊剂、氢氧化钙类根管充填糊剂、树脂类根管充填糊剂、玻璃离子类根管充填糊剂。目前应用较多的是树脂类根管充填糊剂。

(5) 导入根管充填糊剂

① 手用器械:用标记好工作长度的光滑髓针或侧压器蘸糊剂,顺时针方向旋转推进导入根管,贴管壁直线方向将器械抽出,以免形成气泡。

② 机用器械(图2-20-1):选用较主牙胶尖小1~2个型号的螺旋输送器蘸根管充填糊剂,插入根管内达工作长度后抽出3~4 mm,再启动手机顺时针方向旋转,可见糊剂进入根管,然后停机,将器械贴管壁轻抽出。重复操作至糊剂不进入根管为止。

(6) 侧方加压法充填牙胶尖(图2-20-6)

① 插入主牙胶尖(图2-20-7a):将已消毒和标记好的主牙胶尖尖端蘸上根管充填糊剂,插入至工作长度,动作缓慢,以使气泡向冠方和侧方排除,避免糊剂挤出根尖孔。

② 侧方加压:沿主牙胶尖的一侧插入侧压器至标记长度(工作长度-1 mm),将主牙胶尖向一侧加压,停留15 s,防止牙胶尖回弹(图2-20-7b)。将副牙胶尖尖端蘸少许糊剂,插入至侧压器进入的长度(图2-20-7c)。副牙胶尖的大小应与侧方加压器大小相一致或小一号。反复进行侧方加压,加入相应的副牙胶尖,直到侧压器只能进入根管口2~3 mm(图2-20-7d)。注意:侧压器可旋转180°并施以侧向力进入根管,但在弯曲根管中应旋转小于90°。侧压器每次都应在同一个位置插入根管,然后向侧方加压,避免向垂直方向施加猛力。

(7) 冠部封闭(图2-20-7e):用挖匙在酒精灯上烧热,齐根管口烫断牙胶,用略烧热的水门汀充填器平头端在根管口处向根尖方向垂直加压,以使根管冠方的牙胶与根管壁密合。用酒精棉球擦净髓腔,磷酸锌水门汀垫底,使根管口与外界隔离,用丁氧膏暂封窝洞。

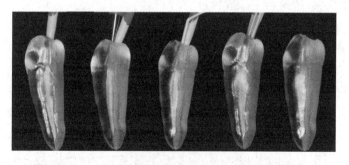

图2-20-6 侧方加压法根管充填的步骤透明模型展示

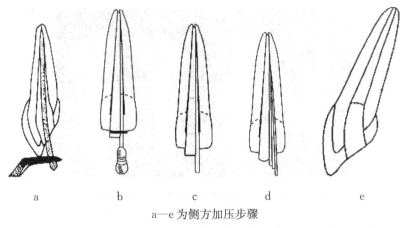

a—e 为侧方加压步骤

**图 2 - 20 - 7　加压法根管充填**

(8) 拍 X 线片(术后片)检查根管充填情况

① 恰填:根管内充填物恰好严密填满根管,充填物距根尖端 0.5～2 mm,且根尖部无 X 线透射的根管影像。

② 欠填:根管内充填物距根尖端 2 mm 以上,或在充填物根尖部仍可见 X 线透射的根管影像。

③ 超填:根管内充填物不仅填满根管,而且超出了根尖孔,进入根尖周组织和/或根尖周病损区。

3. 热牙胶垂直加压技术(图 2 - 20 - 8、图 2 - 20 - 9):热牙胶有一定的流动性,可更好地适合根管系统地解剖形态,特别是对弯曲根管和侧支根管的充填具有优势。

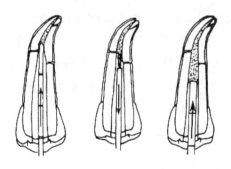

**图 2 - 20 - 8　热牙胶垂直加压技术**

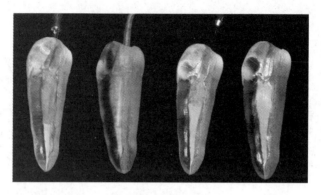

图 2‑20‑9　热牙胶垂直加压技术透明模型展示

（1）隔湿，用吸潮纸尖或棉捻干燥根管。

（2）试主牙胶尖：根据根管形态和长度选择大锥度牙胶尖，做好长度标记后插入根管拍 X 线片检查。选择、修改主牙胶尖，使之到达距工作长度 0.5 mm 处，回拉有阻力，主牙胶尖锥度与根管基本一致，并在根尖区与根管壁相接触。用 75% 酒精消毒、干燥主牙胶尖备用。

（3）选择垂直加压器：每只垂直加压器有两个不同直径的工作头。要求较细的工作头可到达距根尖 5 mm 处，能在根管内无妨碍自由上下运动。

（4）加热装置：在选择垂直加压器的同时也选好携热器，用以取出牙胶尖。

（5）涂根管封闭剂及放置主牙胶尖：将消毒后的主牙胶尖尖部 1/3 蘸一薄层封闭剂，缓慢插入根管内，并向根管四周涂抹封闭剂，防止根尖区堆积过多封闭剂。

（6）垂直加压主牙胶尖：连续波充填技术。将携热头直接插入牙胶直到距根尖 5 mm 处，并向根尖方向加压，退出时取出根管中上段的牙胶，垂直加压。

（7）回填：根管中上段的充填使用热塑牙胶注射充填完成。将注射尖插入根管，直至其接触到根尖部位的牙胶尖，注射牙胶。为使热牙胶充填无间隙和气泡，可采用分段充填的方法。每次注射入根管内的长度为 3～5 mm，垂直加压后再次注射。重复此步骤由根尖向冠方充填，直至根管口下 1～2 mm。

（8）暂封窝洞，拍片检查根管充填结果。

## 参考文献

［1］周学东. 牙体牙髓病学［M］. 5 版. 北京：人民卫生出版社，2020.

［2］王嘉德，高学军. 牙体牙髓病学［M］. 北京：北京医科大学出版社，2006.

［3］Hargreaves K M, Berman L H, Rotstein I, et al. Cohen's pathways of the pulp［M］. St. Louis：Mosby-Elsevier，2015.

［4］Ingle J I, Leif K, Bakland L K. Ingle's endodontics［M］. New York：McGraw-Hill Education，2008.

# 口腔修复学

## 第三章

# 实验一　修复专用器械操作手法的掌握和练习

## 【目的要求】

1. 掌握修复科常用手机、车针及其操作手法。

2. 初步掌握口腔修复科医师的操作姿势及体位。

## 【实验内容】

1. 了解修复科常用手机及车针。

2. 初步熟悉医师、患者的体位调节。

3. 学习手机的握法、支点应用以及切割硬物练习。

## 【实验器材】

1. 仿头模、口腔治疗器械盘。

2. 高速涡轮手机(快机)、低速弯手机(弯机)、低速直手机(直机)及各类车针、超硬石膏块。

## 【方法步骤】

1. 修复科常用手机及车针

(1) 高速涡轮手机车针(图 3-1-1)：钻针柄为直径 1.6 mm 左右的圆柱状,头部工作端的材质和形状各不相同,常用的牙体预备车针为金刚砂和钨钢车针。常用金刚砂车针是采用锐角金刚砂粒,依一定的方向、间距以不锈钢车针中轴为圆心进行附着或电镀,制成具有一定切割硬组织能力的车针。钨钢车针是由真空高温烧结或者高压造型的碳化钨粉和钴粉焊接在钢杆上制成的,经大金刚砂轮加工修整。钨钢车针预备得到的牙体表面光滑,可以使印模更精确,从而制作出更精确、边缘更密合的修复体。临床预备牙体组织时由于患者个体存在差异性、牙位不同、拟定修复手段不同等,应该灵活选用合适的车针缩短预备时间,提高患者的舒适度,使工作事半功倍。

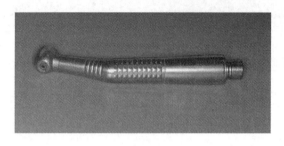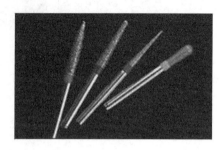

图 3-1-1 高速涡轮手机(左)和金刚砂车针(右)

(2) 低速直手机磨头(图 3-1-2):车针柄为直径 2.35 mm 的圆柱状,根据工作端外形、组成材料等可以分为长柄砂石磨头、长柄金刚砂磨头、长柄钨钢磨头、长柄轴柄、长柄抛光轮等,主要用于金属、瓷或树脂修复体的打磨抛光。

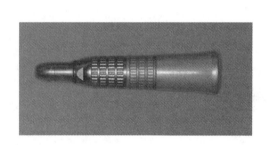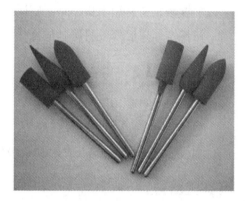

图 3-1-2 低速直手机(左)及磨头(右)

(3) 低速弯手机车针(图 3-1-3):车针柄直径 2.35 mm,末端形态经过特殊设计,特定的外形与机头成栓式相接。如 G 型和 P 型扩孔钻常用于桩冠修复时根管桩道预备。

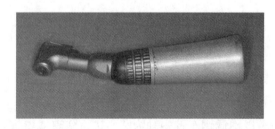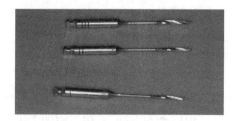

图 3-1-3 低速弯手机(左)和扩孔钻(右)

2. 医师、患者的体位调节练习

(1) 医师体位(图 3-1-4):大腿与双肩与地面平行,腰背自然直立,头颈微前倾,双肘关节与患者口腔高度在同一水平面,打开不超过 20?,术者视线与患者口腔保持 35 cm 左右距离,医生活动位置:7 点~13 点。

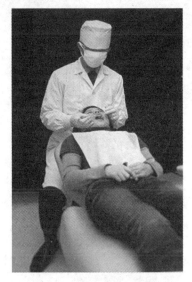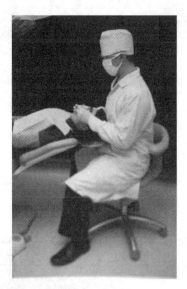

图 3-1-4　医师体位(正面和侧面)

(2)患者体位(图 3-1-5、图 3-1-6):主要有两种,即椅坐位及仰卧位(水平位)。椅坐位:患者坐在诊疗椅上,椅背与椅面垂直或稍后倾。仰卧位:诊疗椅靠背呈水平位或抬高 7°~15°,患者以仰卧位姿势接受诊疗。

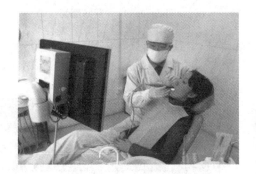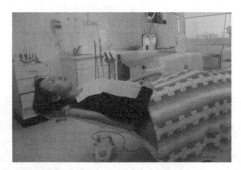

图 3-1-5　患者椅坐位　　　　　　　图 3-1-6　患者仰卧位

3. 手机的握法与支点应用练习

(1)改良握笔法(图 3-1-7):拇指、示指和中指握紧器械柄,用无名指作支点,这种握持法运动幅度宽而准确,适用于精细工作。

(2)掌拇指法(图 3-1-8):用低速直手机修整义齿和模型时可用掌拇指法,以手掌及四指紧握器械柄,用拇指作支点。

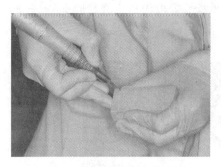

图 3-1-7  改良握笔法

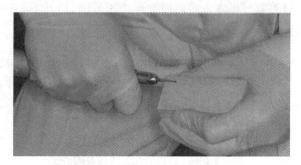

图 3-1-8  掌拇指法

4. 切割硬物练习

（1）用低速直手机球钻在石膏块表面同一水平位置间隔预备 1.5 mm 深的圆形定位洞，用低速直手机裂钻沿着石膏块表面逐层磨切直至定位洞的深度（图 3-1-9、图 3-1-10）。

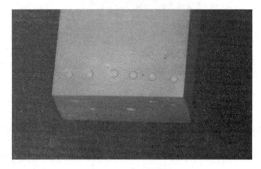

图 3-1-9  圆形定位洞

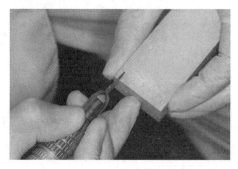

图 3-1-10  裂钻磨切

（2）用高速涡轮手机马尼 TR13 金刚砂车针在石膏块表面制备定深沟后，逐层磨切至定深沟深度（图 3-1-11、图 3-1-12）。

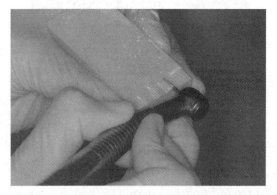

图 3-1-11  高速涡轮手机制备定深沟

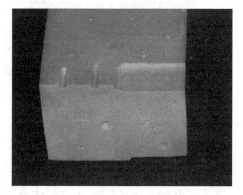

图 3-1-12  金刚砂车针磨切至定深沟深度

# 实验二　藻酸盐印模技术及石膏模型灌注技术

## 【目的要求】

1. 掌握藻酸盐印模材料的性能及取模方法。
2. 掌握模型材料的性能及灌注模型的方法。

## 【实验内容】

1. 学习藻酸盐印模材料的调拌。
2. 练习藻酸盐印模材料取模。
3. 学习模型石膏的调拌方法。
4. 使用模型石膏灌注模型。

## 【实验器材】

1. 口腔治疗器械盘、各型号成品铝制托盘、红蜡片、雕刻刀、平钳、酒精灯。
2. 藻酸盐印模材料、橡皮碗、调拌刀。
3. 石膏粉、橡皮碗、石膏调拌刀。
4. 模型振荡器、玻璃板、模型修整机。

## 【方法步骤】

1. 藻酸盐印模制取

（1）选取合适的成品铝制托盘：托盘大小、形态与患者牙弓大小、形态一致，略大于牙弓；托盘内面与组织之间约有 3～4 mm 间隙以容纳印模材料；托盘边缘止于距黏膜皱襞 2 mm 处，不能妨碍系带、唇、舌及口底软组织的功能活动；托盘后缘在上颌盖过翼上颌切迹和颤动线，下颌盖过磨牙后垫。若托盘边缘伸展不够，可用蜡片加长加深至合适为止。若托盘个别部位与口腔情况略有差异，可用平钳微调（图 3-2-1）。

（2）患者准备及调整椅位：取印模前首先向患者交代注意事项，嘱咐患者在取模时勿咬合，放松上下唇，教会患者如何后卷再前伸舌及做主动肌功能修整动作。调

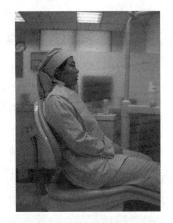

图 3-2-1　印模制取的患者体位

整椅位,使椅背与地面呈近90°角,患者头部直立。取上颌印模时,患者上颌与医师的肘部相平或者稍高,张口时上颌牙弓的𬌗平面与地平面平行;取下颌印模时,患者的下颌与医师的上臂中份大致相平,张口时下颌牙弓的𬌗平面与地平面平行。

(3)制取印模:为提高患者的适应能力,可先制取下颌印模。

① 取下颌印模(图3-2-2):助手取适量藻酸盐印模材料置于橡皮碗内,加适量清水(二者体积比约为1∶1),用调拌刀在30 s内调拌均匀,将调好的印模材料放入选好托盘中。术者位于患者的右前方,嘱患者舌尖稍向后上卷,左手持口镜牵开患者右侧口角,右手将托盘以旋转方式放入口内,对正牙列并使托盘柄正对面中线,尽量牵开下唇,边抖动边均匀加压使托盘就位,以防产生气泡,用右手中指、食指支持在两侧双尖牙区,以保持托盘稳定。趁印模材料未凝固前,嘱患者舌尖向前伸并轻微摆动。左手向前上内拉动右下唇,换左手持托盘,同法完成左侧肌功能修整。

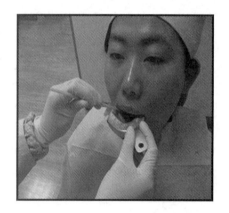
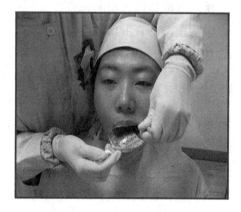

图3-2-2　下颌印模制取　　　　　图3-2-3　上颌印模制取

② 上颌印模(图3-2-3):助手以同样方法调拌印模材料置于托盘内。术者位于患者的右后方,让患者张大嘴,左手持口镜牵拉患者一侧口角,右手将托盘旋转放入患者口内,托盘柄对准上唇系带后,嘱患者微微闭小嘴,尽量牵开上唇,以颤动方式均匀加压使托盘从后向前就位,直至托盘边缘距黏膜皱襞2 mm左右停止。用右手中指、食指支持在两侧双尖牙区,以保持托盘稳定。趁印模材料未硬固前,左手将左上唇及左侧面颊肌肉向前下内拉动。再用左手中食指持托盘,用右手将右上唇及右侧肌肉向前下内拉动,完成被动肌功能修整。在肌功能修整过程中应保证托盘稳定无移位。取上颌印模时如患者出现恶心现象,可嘱其低头并用嘴哈气或深呼吸以缓解。

(4)印模脱出并检查(图3-2-4、图3-2-5):待印模材料凝固后,从口内沿牙体长轴方向轻轻前后向撬动,取出印模。对照口腔内情况,检查印模是否清晰,有无气泡、缺损等缺陷,边缘是否完整,伸展是否足够。印模材料的固化时间因调拌比例及温度不同而变化,因此印模材料比例要适当,调拌要均匀,取模过程中要保持稳定不动,以免影响印模准确性。精细、准确地制取印模是修复体成功的关键步骤之一。

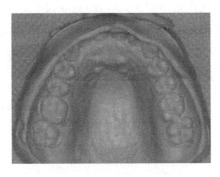
图 3-2-4 上颌印模

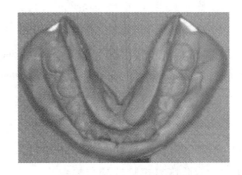
图 3-2-5 下颌印模

(5) 印模处理:若印模符合要求,用清水冲洗后立刻灌模。先用自来水冲洗尽残余的唾液,必要时还应使用消毒剂消毒,灌模前吹干残余液体。

2. 石膏模型灌注

(1) 调拌石膏(图 3-2-6):在橡皮碗中加入适量的水,然后加入石膏粉(依照使用模型材料的不同水粉比例),用调拌刀搅拌均匀,振动橡皮碗数次,先排出空气。

(2) 灌模(图 3-2-7):将印模置于模型振荡器上,取少量石膏置于腭顶或舌侧较高部位,注意使石膏逐渐流入并充满印模的每一个牙冠部分,以防止产生气泡。继续灌注石膏直至盛满整个印模并尽量多堆一些石膏,将剩余的石膏堆积在玻璃板上,然后将印模翻转置于石膏上,轻轻加压,使托盘顶部与玻璃板平面平行,修整周缘及下颌的舌侧石膏形成底座。制作模型底座时加压不可过大以防止印模变形。

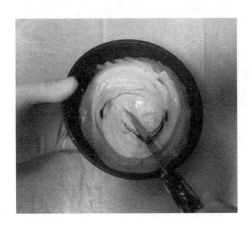
图 3-2-6 调拌石膏

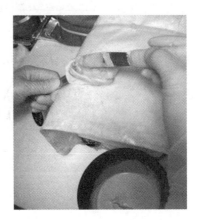
图 3-2-7 灌模

(3) 脱模:灌模后静置约 0.5 h 待石膏发热再冷却凝固后,修整模型周缘包绕托盘外缘的石膏,分离模型,顺牙长轴方向小心脱模取出。如有孤立牙应加增力结构(如钢丝或火柴棒)以防脱模时石膏牙折断。

(4) 修整模型(图 3-2-8):修整模型的目的是获得一个整齐、美观、有利于义齿制作的模型,并便于观察保存。一般利用模型修整机进行,模型修整后应达到以下标准:

① 修整模型底面,使其与殆平面平行,模型底座最薄厚度应在 10 mm 以上。

② 修整模型后壁、侧壁及侧后壁,使模型后壁与底面及牙弓中线垂直、两边侧壁与前磨牙和磨牙颊尖的连线平行,后壁与侧壁形成的夹角磨去一段形成一段短的后侧壁,并要求其与原夹角的平分线垂直。模型的边缘宽度以 3~5 mm 为宜。

③ 修整模型前壁,使上颌模型前壁成等腰三角形,其顶角正对中线,下颌模型前壁修成弧形,约与牙弓前部弓形一致。

④ 用雕刻刀修去咬合障碍的部分,去除牙冠表面特别是殆面石膏小瘤,但必须保持原有的形态,并恢复正常的咬合关系。

⑤ 修去黏膜反折处的边缘。

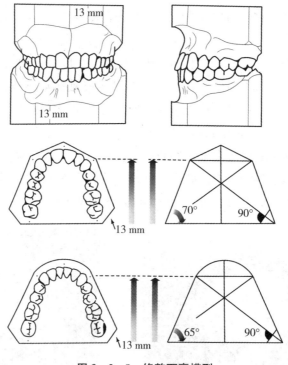

图 3 - 2 - 8  修整石膏模型

# 实验三  数字化印模技术

## 【目的要求】

1. 了解数字化印模成像原理。

2. 熟悉数字化印模制取的基本步骤及技术要点。

## 【实验内容】

前、后牙区域数字化印模及咬合关系采集。

## 【实验器材】

口腔治疗器械盘、3Shape TRIOS 彩色口内扫描仪。

## 【方法步骤】

1. 3Shape TRIOS 彩色口内扫描仪概况(图 3 - 3 - 1)

彩色口内扫描仪不再需要传统的取模、灌模步骤就可以获得患者口内情况,具有优良的准确度和舒适度,适用范围广泛,可用于口内天然牙体、桩核修复体、种植体基台及软组织扫描,可以实时查看、编辑和重新扫描口内软、硬组织结构,兼具添加边缘线、检查聚合度与就位方向、确认咬合空间及添加预制备扫描件等功能。

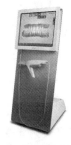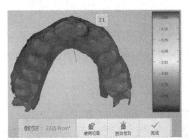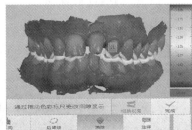

**图 3 - 3 - 1　3Shape TRIOS 彩色口内扫描仪**

2. 3Shape TRIOS 彩色口内扫描仪操作步骤

(1)口内扫描仪使用前取下保护头,更换成已经消毒过的扫描头(保护头内没有导热片和反光镜片)。

(2)电脑桌面双击 3Shape TRIOS 快捷图标打开软件,单击"选择用户"进入软件。

(3)在订单创建步骤,单击"添加患者",出现"添加患者"对话框,输入患者 ID、姓名、出生日期及备注信息,单击"确定"完成(图 3 - 3 - 2)。

(4)单击"新的预约"选项,选择要扫描的基牙、修复体类型、牙齿颜色、齿桥类型和交付日期等。

(5)调整椅位,关闭椅位灯,使口腔内相对较暗,避免杂光干扰光学印模的获取;清洁并吹干取像区域。

(6)单击"口内扫描",扫描仪会自动给扫描头加热,等加热 100% 完成后方可开始进行口内扫描(注:患者口内因换气会呼出热气,造成扫描头的反光镜片上有雾状凝结,需要加热烘干,因此扫描仪和扫描头需要加热到一定温度)。

（7）按一下扫描枪上的扫描按钮，扫描仪发出声音，扫描头发出强光后开始扫描，匀速移动扫描枪，电脑显示屏上会显示正在扫描的区域和已经扫描的区域，扫描完成后再按一下扫描按钮结束扫描。

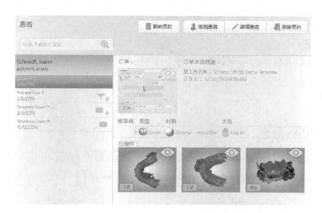

图 3-3-2　创建订单

3. 后牙区域扫描技术要点

（1）咬合面的扫描：扫描头镜面与扫描界面的距离为 5 mm 左右，先放置在牙齿的咬合面，从预备体的远中牙齿开始扫描，缓慢向近中移动到预备体牙齿，再到近中牙齿（图 3-3-3）。

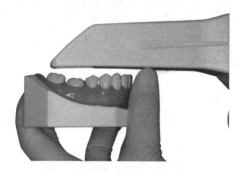
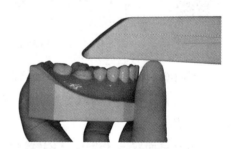

从预备体远中开始取像　　　　　　　　从预备体远中缓慢移向预备体近中

图 3-3-3　后牙咬合面扫描

（2）颊面的扫描（图 3-3-4）：在预备体的近中牙齿位置旋转摄像头约 90°，转向颊面。扫描从近中牙齿越过预备体直到远中牙齿的颊面（包括牙龈）。扫描头保持笔直不倾斜。

（3）舌面的扫描（图 3-3-5）：扫描头在预备体牙齿的远中颊面旋转 90° 到咬合面，再旋转 90° 到舌面，从牙齿远中舌面越过预备体到达近中牙体舌面。

（4）后牙邻面的扫描（图 3-3-6）：扫描头在预备体咬合面的上方，近远中摆动，倾斜镜面约 15°，取得清晰的邻面接触区影像，尽量取全数据不遗漏。

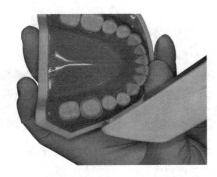
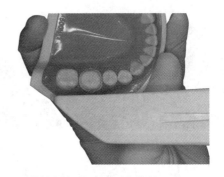

从预备体近中𬌗面向颊侧转动 90°　　　　　取像头缓慢移动到预备体的远中

**图 3 - 3 - 4　后牙颊面扫描**

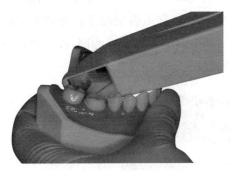
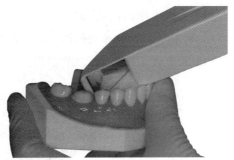

在预备体远中的取像头转移到舌面　　　　从预备体远中缓慢移动到预备体的近中

**图 3 - 3 - 5　后牙舌面扫描**

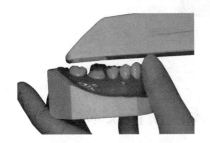
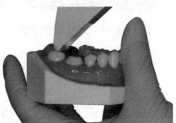
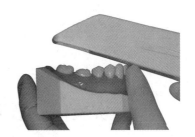

从预备体咬合面远中到近中移动取象　取得预备体近中牙齿的远中部分　取得预备体远中牙齿的正中部分

**图 3 - 3 - 6　后牙邻面扫描**

4. 前牙区域扫描技术要点(图 3 - 3 - 7)

(1)建议扫描顺序:左侧前磨牙咬合面→转向前磨牙唇侧→向近中完成唇侧扫描至右侧前磨牙唇侧→反转镜头扫描右侧前磨牙咬合面→转向右侧前磨牙舌侧→向远中完成舌侧扫描→补充前牙切端扫描(从唇侧向舌侧的转动扫描)。

(2)从唇侧向舌侧的转动扫描,确保摄像头倾斜角度正确,通常从口腔前庭转向口腔内。过程中密切注意保证完全扫描过前牙的切端。

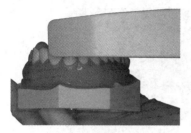
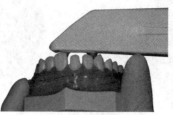
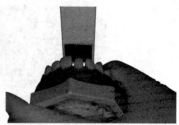

前牙区口腔前庭位置　　　　　　　　转到前牙切端　　　　　　　　转到前牙舌侧

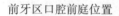

图 3 - 3 - 7　前牙区扫描

5. 对颌及颊侧咬合像的扫描(图 3 - 3 - 8)

对颌牙的数字印模获取方法和要点与预备体区域一致。颊侧咬合像扫描时先将扫描头伸入患者口中颊侧,以便旋转头端扫描牙齿侧面,嘱患者紧咬牙。将咬合平面居中放置后,沿近中方向缓慢移动扫描头,保持上颌和下颌的扫描范围相同,在牙体长轴方向上下移动取得软硬组织影像,向前扫描 4 颗牙齿以获得最佳对齐效果。

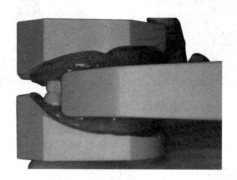

图 3 - 3 - 8　颊侧咬合像扫描

# 实验四　磨牙邻𬌗面金属嵌体的牙体预备技术

## 【目的要求】

1. 掌握嵌体设计的基本原则。
2. 掌握磨牙邻𬌗面金属嵌体牙体预备的窝洞特征。
3. 掌握磨牙邻𬌗面金属嵌体牙体预备的步骤及方法。

## 【实验内容】

在仿头模的实验牙列模型上进行 46 邻𬌗面铸造金属嵌体的牙体预备。

【实验器材】

1. 仿头模、实验牙列模型、一次性检查盘。
2. 涡轮手机、金刚砂车针。

【方法步骤】

1. 设计(图 3-4-1):应用咬合纸仔细检查咬合接触点的位置,根据缺损大小和咬合接触点的位置,在仿头模实验牙列模型的人工牙上设计邻𬌗铸造金属嵌体的部位和扩展范围。嵌体是一种在模型上制作,用粘固剂固定在牙体缺损区域的间接修复体。后牙邻𬌗面嵌体属于双面嵌体。后牙邻𬌗面牙体缺损经牙体预备后,剩余牙体组织可以耐受功能状态下的各向力而不致折裂,并能为嵌体提供足够固位形时,则为嵌体修复的适应证。

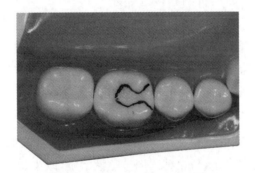

图 3-4-1  设计并标记嵌体边缘线

2. 去尽腐质,脱矿层可适量保留,护髓垫底,填倒凹(有必要的话)。
3. 𬌗面洞形的预备(图 3-4-2)

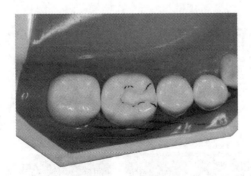

图 3-4-2  𬌗面洞形

(1) 使用 TF-S23 车针从𬌗面点隙处开始,通过釉牙本质界处深达牙本质内,从洞底向四周进行适当的预防性扩展,包括邻近的点隙、发育沟等,使洞缘位于健康牙体硬组织内,并且离开咬合接触点 1 mm。洞的深度为 2～3 mm,洞形达到底平、壁直的要求,点角、线角要清楚,洞缘应制成圆钝的曲线形,所有轴壁殆向外展 2°～5°,与嵌体就位道方向一致。

(2)殆面鸠尾固位形:为了防止嵌体水平向脱位,殆面窝洞形成鸠尾形,鸠尾峡部一般放在两个相对牙尖三角嵴之间,宽度至少为 1.5 mm,一般不大于颊舌尖间距的 1/2。

4. 邻面洞形预备(图 3 - 4 - 3):邻面制备过程中注意保护邻牙。先用 TF-S23 车针根据邻面缺损的宽度制备邻面箱状洞形,颊、舌轴壁应与牙长轴平行或略向外展 2°～5°,向颊舌侧扩展至自洁区,髓轴壁应与髓腔外形一致,并与牙长轴平行或略向牙长轴内聚 2°～5°,应底平且龈壁与髓轴壁垂直,龈壁的宽度为 1 mm。制备过程中注意保护邻牙,在邻面备洞到接近邻牙时先保留薄层釉质,用 TF-11 车针打开邻面,用 TR-13 初备龈阶后再用 TF-S23 修整。

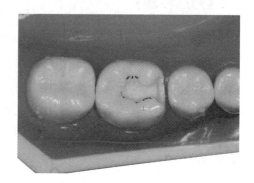

图 3 - 4 - 3  邻面洞形

5. 洞形修整及洞斜面的预备(图 3 - 4 - 4):去除倒凹及无基釉,在洞缘处预备与洞壁成 45°角、宽约 0.5～1 mm 的洞缘斜面,一方面去除无支持的牙釉质边,预防釉质折断,最终由嵌体合金形成相应的斜面边缘覆盖预备出的洞缘斜面,合金强度较高,边缘虽薄但不会折裂;另一方面嵌体边缘终止在洞缘斜面上可避免因合金收缩出现缝隙,增加金属嵌体的洞缘密合性与封闭作用,防止粘固剂被唾液溶解,减少微渗漏的发生。另外,它还可使边缘位置选择性地避开咬合接触点。修复体的边缘位置相对于修复体本身或牙体而言,在咬合力作用下是薄弱环节,原则上修复体边缘不应放在咬合接触点上,因此轴壁切割时用洞缘斜面将其边缘外移,既可遵循保存原则,又避开了咬合力。洞形要注意适当的抗力形和固位形统一。

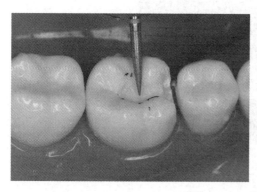

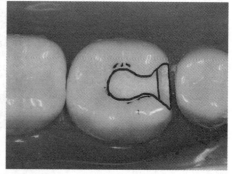

图 3 - 4 - 4  修整洞斜面

6. 精修抛光(图 3-4-5):用抛光车针对预备体进行抛光处理。预备过程中注意支点稳妥。保护颊、舌、牙龈等软组织,注意保护邻牙,采用间歇磨削的手法,避免产热而损伤牙髓。

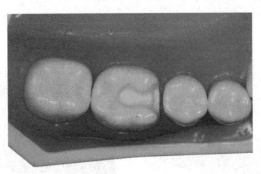

**图 3-4-5  完成预备**

# 实验五  下颌第一磨牙铸造金属全冠的牙体预备技术

## 【目的要求】

1. 掌握牙体预备的基本要求。
2. 掌握磨牙铸造单冠牙体预备的方法及车针的使用。

## 【实验内容】

1. 各种型号车针的使用。
2. 在仿头模的实验牙列模型上进行右下第一磨牙铸造金属全冠的牙体预备。

## 【实验器材】

1. 仿头模、工作模型。
2. 一次性检查盘、高速涡轮手机。
3. 金刚砂车针(车针型号为 TR-13、TR-11、TR-14、EX-21)等。

## 【方法步骤】

铸造金属全冠的基牙预备,主要是为修复体提供足够的空间来保证修复体的强度,恢复牙齿的外形,并可根据需要灵活地在基牙上增加沟、洞等辅助固位形,使修复体获得良好的固位。预备前应复习了解磨牙铸造金属全冠的预备量。牙体预备中,支点要稳固,避免损伤牙龈及其他口腔组织;应保持𬌗面的解剖外形并采用间歇磨除手法。

1. 殆面预备

(1) 预备殆面定深沟(图 3-5-1):使用 TR-13 车针,在颊舌发育沟和每个三角嵴处制备定深沟,从牙尖顶延伸至中央基底部,再延伸至即将预备功能尖斜面的颊面。确保了殆面预备大致顺应解剖形态。预备 0.8 mm 的中央沟和非功能尖深度、1.3 mm 的功能尖深度(保留 0.2 mm 以备修整和抛光)。

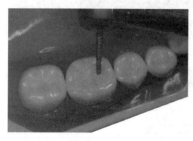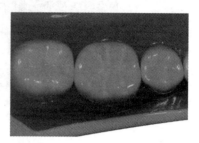

图 3-5-1　殆面预备

(2) 殆面牙体组织磨除(图 3-5-2):使用圆头锥形金刚砂车针(如 TR-13)磨除定深沟之间的牙体组织。分两步:先磨除殆面的一半,保留另一半作为参考。

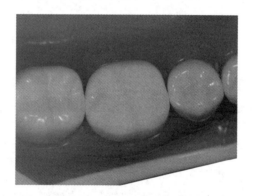

图 3-5-2　殆面牙体组织磨除

2. 颊面预备(图 3-5-3)

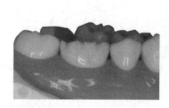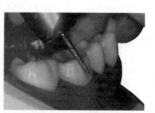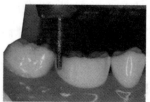

图 3-5-3　颊面预备

(1) 预备颊面定深沟:制备颊面深度指示沟,定深沟确定了全冠的就位道和各轴壁预备的方向和大致磨除量。用工作端直径约 1.0 mm 的中粗圆头长车针(如 TR-13)制备轴面定深沟。定深沟与设计的全冠就位道平行,通常与牙体长轴平行,定深沟的深度定为能使金刚砂车针圆头的一半进入牙体组织。颊侧分为两个平面,𬌗 1/2 与牙体长轴大致成 45°角形成功能尖斜面,龈 1/2 与牙体长轴平行保证全冠固位。

(2) 颊面预备:按照定深沟,先磨除颊面的一半,以另一半的牙体组织作为参考,然后再磨除另一半。注意越过轴角的部分尽量向接触区扩展以减小接触区的宽度,利于下一步邻面预备打开接触区。同时在龈端形成 0.5 mm 宽、位于龈上 0.5~1 mm 的浅凹形肩台。用 TR-13 涡轮车针沿功能尖的外斜面磨除一定厚度的牙体组织,形成一宽约 1.5 mm 的斜面。保证在功能运动时修复体各部分能有一定厚度,提供足够的抗力并减少牙体组织的磨除量。

3. 舌面预备(图 3-5-4):同样在舌侧先制备定深沟,按照定深沟深度磨除牙体组织,越过轴角的部分也尽量向接触区扩展以减小接触区的宽度。

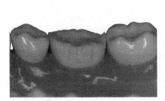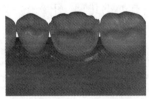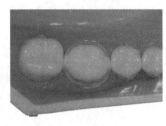

图 3-5-4　舌面预备

4. 邻面预备(图 3-5-5):先选用一细针状金刚砂车针(如 TR-11 车针)置于预备牙邻面接触点以内,用上下拉锯动作沿颊舌方向慢慢通过邻面,注意磨削面的龈缘保持在接触区的龈方,以确保将患牙和邻牙的硬组织完全分离。在通过邻面时,车针与邻牙之间尽量保存一薄层预备牙的釉质,以确保邻牙牙釉质不受损伤。接触区打开后继续扩大预备空间,磨出足够的空间后,再用中粗圆头车针(如 TR-13 车针)修整邻面,形成 0.5 mm 宽、位于龈上的邻面浅凹形肩台边缘,并与颊舌面边缘相连续。

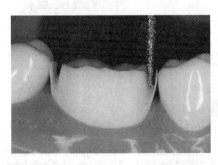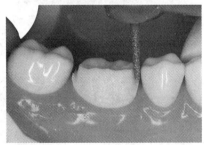

图 3-5-5　邻面预备

5. 外形修整、精修完成

(1) 外形修整(图 3-5-6):用中粗圆头车针如(TR-14 车针)修整,相应外形的磨光车针对预备体表面进行光滑处理,最终形成位于龈上 0.5~1 mm,宽为 0.5 mm 清晰光滑的浅凹形肩台。注意各面龈端肩台宽度一致。肩台预备应避免损伤龈缘及龈乳头，否则会出现龈缘萎缩。

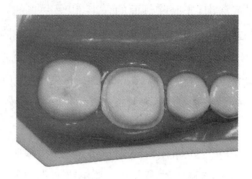

**图3-5-6 外形修整**

（2）检查𬌗面预备间隙，方法有如下几种（图3-5-7）：

① 目测法：肉眼观察。

② 多层咬合纸或成品硅橡胶弹性间隙检查条检查。

③ 咬蜡片法：红蜡片烤软后置于预备牙𬌗面上，做正中及非正中咬合，蜡片冷却后取出，蜡片的厚度即为𬌗面预备间隙。

检查预备量时除正中咬合外，须同时检查侧方咬合时是否足够。

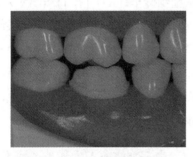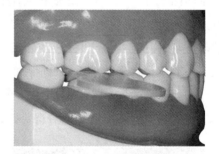

**图3-5-7 检查咬合间隙**

（3）对预备体表面进行抛光，同时修整各线角使之圆钝（图3-5-8）。

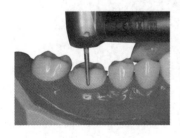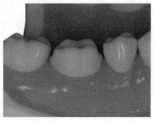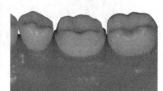

**图3-5-8 抛光预备体**

# 实验六　下颌第一磨牙硅橡胶印模技术

## 【目的要求】

1. 掌握硅橡胶印模材料的性能及调拌。
2. 掌握硅橡胶印模材料的取模方法。

## 【实验内容】

1. 学习硅橡胶印模材料的使用方法。
2. 采用硅橡胶印模材料制取印模。

## 【实验器材】

1. 仿头模、工作模型。
2. 各型号成品钢制托盘。
3. 硅橡胶印模材料及配套注射器、硅橡胶固化计时器、硅橡胶修整刀。

## 【方法步骤】

1. 试托盘(图3-6-1)：选取合适的成品钢制品或者一次性塑料托盘——这是印模质量好坏的关键。一副合适的托盘必须满足如下要求：托盘大小、形态与牙弓大小、形态一致，托盘略大于牙弓，托盘内面与组织间有3～4 mm间隙以容纳印模材料。托盘边缘止于距黏膜皱襞2 mm处，不能妨碍系带、唇、舌及口底软组织的功能活动。

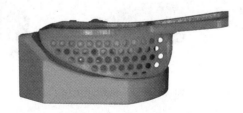

**图3-6-1　试托盘**

2. 取模前准备：向患者交代注意事项，嘱咐患者在取模时勿咬合，放松上下唇，教会患者如何后卷再前伸舌及做主动肌功能修整动作。调整椅位，使椅背与地面呈近90°角，患者头部直立。取上颌印模时，患者上颌与医师的肘部相平或者稍高，张口时上颌牙弓的𬌗平面与地平面平行；取下颌印模时，患者的下颌与医师的上臂中份大致相平，张口时下颌牙弓的𬌗平面与地平面平行。

3. 硅橡胶印模技术按操作步骤不同可以分为两步法、简化两步法及一步法。

（1）两步法。第一步：将重体油泥放入成品托盘，在口内成型，修整后形成个别托盘。第二步：将轻体硅橡胶分别注射到口内牙齿和个别托盘上，个别托盘口内复位制取印模。

（2）简化两步法。第一步：将重体油泥放入成品托盘，铺聚乙烯薄膜间隔，放入口内成型，去除薄膜后形成个别托盘。第二步：将轻体硅橡胶分别注射到口内牙齿和个别托盘上，个别托盘口内复位制取印模。

（3）一步法。将硅橡胶注射到口内牙齿上，同时在托盘内放满硅橡胶，托盘在口内就位制取印模。

4. 两步法制取下颌第一磨牙硅橡胶印模

（1）硅橡胶重体取初印模（图 3-6-2、图 3-6-3）：将硅橡胶重体基质与催化剂膏混合，使用指尖捏合约 30 s，至颜色均匀。调和硅橡胶重体时勿使用乳胶手套揉压重体，可以使用乙烯基手套或清洗干净的裸手直接调和。揉压时使用指尖勿用掌心揉压。将硅橡胶重体放入托盘中，轻压就位。待印模固化后取出，对印模进行检查，去除倒凹，刮除邻间隙、龈缘等容易阻碍再次就位的印模材料，并在唇颊侧和舌腭侧制作排溢沟，在唇系带处做"V"形沟指导初印模准确复位。

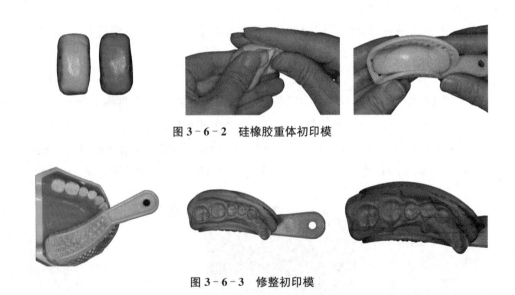

图 3-6-2　硅橡胶重体初印模

图 3-6-3　修整初印模

（2）硅橡胶轻体取二次印模（图 3-6-4）：使用调和枪调和的高流动性印模材料注入个别托盘印模内，然后添加牛角尖头在牙列精细区域注入高流动性印模材料。立刻将初印模的"V"形沟对准唇系带的方向复位于口内就位，直至完全聚合后沿牙体长轴方向小心取下二次印模。从口内取出已凝固印模时，应尽量避免用力过大导致印模材料与托盘脱离（脱模）。

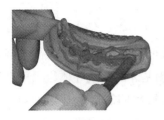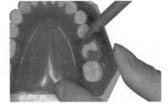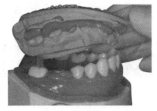

图 3-6-4　硅橡胶轻体二次印模

5. 检查印模(图 3-6-5):检查印模是否完整,无损伤、无气泡,表面光滑;修复体相关区域是否不清晰或出现气泡;无脱模等。相比于藻酸盐类和琼脂类印模材料,硅橡胶印模材料具有弹性好、精度高、变形小、流动性好等优点,其印模的尺寸稳定性和表面清晰度均较佳,注意制取的印模需放置 30 min 后方可灌注石膏模型。

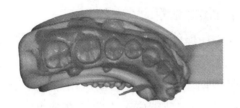

图 3-6-5　完成的硅橡胶印模

# 实验七　下颌第一磨牙临时冠制作技术

## 【目的要求】

1. 掌握临时冠的作用和意义。

2. 掌握印模成形法直接制作临时冠。

## 【实验内容】

1. 学习临时冠材料的使用。

2. 采用印模成形法制作下颌第一磨牙临时冠。

## 【实验器材】

1. 仿头模、工作模型、口腔治疗器械盘、硅橡胶印模材料。

2. 慢速直手机、长柄金刚砂磨头、长柄球钻、高点指示剂、咬合纸。

3. 临时冠材料及专用注射器。

**【方法步骤】**

临时冠是在冠修复的牙体预备后至最终冠修复体完成前患者不能自由取戴的临时性修复体,具有:① 保护作用,特别是保护活髓基牙和使死髓基牙的残余牙体组织免受破坏;② 维持与稳定作用,保护𬌗面的稳定性,防止基牙和对颌牙伸长,恢复基牙正确的邻接关系和轴面形态,同时多个基牙的暂时冠能够维持唇颊组织正常的丰满度;③ 自洁作用,基牙预备后的形态使基牙清洁和自洁作用较差,制作的临时冠应该边缘密合,表面高度抛光,防止菌斑堆积;④ 恢复功能作用(咀嚼功能、牙列完整性);⑤ 诊断信息作用,戴用期间可以通过医患的观察和患者的感觉来对临时冠进行调改,为最终全冠修复体的制作提供信息。进行咬合重建的患者,可以利用临时冠来评估新建的正中关系和垂直距离是否合理。根据是否在口腔内直接制作,临时冠制作方法可以分为直接法和间接法两种类型,而印模成形法是直接制作临时冠的方法之一。

1. 制取及修整基牙原始印模(图 3-7-1):使用 1/4 托盘和藻酸盐或硅橡胶印模材料,复制患者预备前的牙齿形态或诊断蜡型的外形,形成导板。牙体形态基本完整的基牙可在预备前用印模材取印模。若基牙有缺损可用蜡将牙冠形态恢复后再取模或在取模后切除缺损区印模材料,印模范围应至少包括基牙以及与基牙相邻近的两个牙的范围。

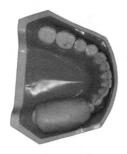 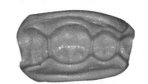

图 3-7-1　原始印模　　　　　　图 3-7-2　修整原始印模

2. 修整基牙原始印模(图 3-7-2):修去影响印模重新就位的悬突、倒凹,放在湿度 100% 的环境中保存备用。

3. 根据要求完成基牙预备。

4. 选择及调拌临时冠材料(图 3-7-3、图 3-7-4):选择所需颜色的专用于临时冠制作的自凝树脂,将催化剂和基质按比例调拌均匀,放入专用针筒内(也可直接使用专用输送枪),注入印模中需要修复的预备牙的牙位。注射时应随时排空空气,避免气泡混入。注入自凝树脂时注意自咬合面向龈缘部分缓慢注入,注入时保持注射头浸没于树脂材料中以避免出现气泡。多余材料置于操作者手背,用于检查材料硬固程度。

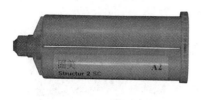

**图 3-7-3　临时冠材料**

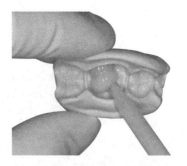

**图 3-7-4　注入临时冠材料**

5. 印模口内复位,完成临时冠制作(图 3-7-5):清洁及吹干基牙牙面,将印模重新准确复位于口内并保持数分钟,待临时冠材料基本硬化后(此阶段有一定的弹性)取出印模,并从印模内取出临时冠,检查其完整性。

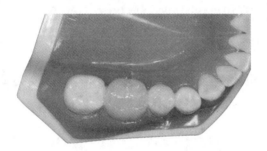

**图 3-7-5　取下印模后**

6. 临时冠外形调整(图 3-7-6):待临时冠材料完全凝固硬化后,小心将其取下,去除飞边,进行外形修整,试戴,就位困难时用咬合纸逐步检查并调改邻面及冠内面阻碍点,直至完全就位,边缘要求密合、无悬突、无缺损。用咬合纸检查并调整临时冠的咬合,根据邻牙、对侧同名牙的外形特点调改唇面突度和外形。

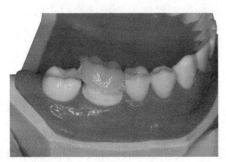

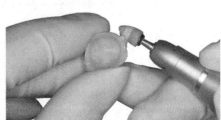

**图 3-7-6　临时冠外形修整**

7. 复位检查并粘固(图3-7-7):修整抛光后的临时冠复位于基牙上,最后检查边缘是否光滑,否则容易引起菌斑聚集,然后用临时粘固剂对临时冠进行粘固。

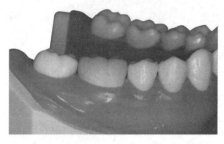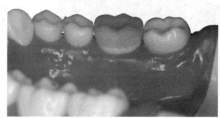

图 3-7-7 临时冠制作完成

👉 注意事项:

邻牙近远中面存在较大倒凹时,会造成临时冠取出困难,此时应先用材料填补倒凹,再行制作临时冠,以免在取出过程中临时冠破损。

# 实验八 下颌第一磨牙铸造金属全冠可卸石膏代型——插代型钉、灌底座

## 【目的要求】

1. 掌握后牙全冠可卸石膏代型制作过程中插代型钉的方法和要求。
2. 掌握后牙全冠可卸石膏代型制作过程中灌制石膏底座的方法和要求。

## 【实习内容】

1. 完成下颌第一磨牙铸造金属全冠可卸石膏代型制作中的插代型钉步骤。
2. 完成下颌第一磨牙铸造金属全冠可卸石膏代型制作中的灌制石膏底座步骤。

## 【实验器材】

1. 石膏模型修整机、超硬石膏工作模型、代型钉及钉鞘、铅笔、502胶水、牙科探针、快速涡轮手机、柱状平头金刚砂车针、慢速直手机、钨钢磨头。

2. 超硬石膏、石膏调拌碗、石膏调拌刀、硅胶模型底座、基托蜡片、刻度直尺、酒精灯、蜡刀、蜡匙、齿科分离剂、棉签。

## 【方法步骤】

1. 插代型钉

(1) 工作模型修整(图3-8-1):使用石膏模型修整机打磨工作模型底面,使模型底面至𬌗平面高度大约20 mm,与𬌗平面平行;修整模型颊舌侧及近远中侧多余石膏,使四周呈光滑延续,注意勿破坏近远中侧的石膏"止点"。使用棉签在石膏模型底面涂布分离剂,注意钉鞘表面勿涂。

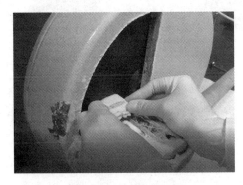

图3-8-1　模型修整

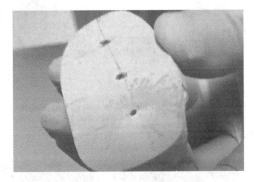

图3-8-2　标记牙齿中心点

(2) 定位(图3-8-2):使用铅笔在打磨修整过的石膏模型底面分别标记基牙、基牙近中部分和基牙远中部分的中心点,共三点。

(3) 制备钉洞(图3-8-3):使用快速涡轮手机安装柱状平头金刚砂车针,车针的直径略小于代型钉头部的直径,分别在3个铅笔定位点处制备钉洞。车针长轴垂直于石膏模型底面,钉洞深度参照代型钉头部长度,约6 mm,以代型钉头部能顺利就位为准。注意车针的位置准确,方向不能偏斜,3个钉洞的方向尽量平行一致。

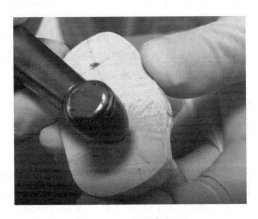

图3-8-3　制备钉洞

(4) 插代型钉(图3-8-4):将钉洞内的石膏碎屑清理干净,将代型钉头部插入钉洞中,检查钉洞的深度及方向,以刚好无阻力或仅有轻阻力就位为佳。使用探针将502胶水导入钉洞,将代型钉头部就位并粘固,在代型钉尾部安装好塑料钉鞘。

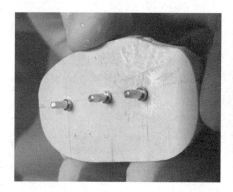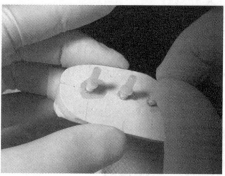

图3-8-4 插代型钉

(5) 刻固位槽(图3-8-5):使用慢速直手机安装钨钢磨头,在石膏模型底面四周刻固位槽,用于后续灌制石膏底座的辅助固位及稳定。

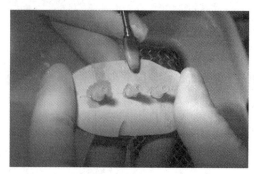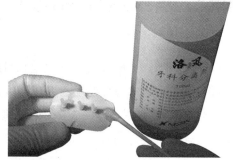

图3-8-5 刻固位槽

2. 灌制石膏底座

(1) 灌制底座(图3-8-6):准备宽10 mm的红色基托蜡条,围绕打磨过的石膏模型一周,将蜡条周长略加5 mm并烫蜡封闭。形成的蜡条圈取下,放置在硅胶模型底座上,用于控制石膏底座的范围和高度。调拌适量超硬石膏,灌满蜡条圈围成的空间,静置片刻后,将底面插好代型钉并涂布过分离剂的石膏工作模型放置于石膏底座上,直至代型钉鞘完全埋入石膏底座中,注意始终保持插代型钉模型𬌗平面平行于底座,勿歪斜。

(2) 打磨(图3-8-7):待底座石膏完全固化后,使用石膏模型修整机修整新灌制底座,底座边缘与原模型边缘平滑一致,底面与𬌗平面保持平行。检查模型是否能顺利并回插。

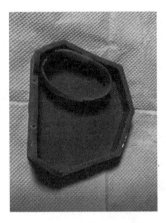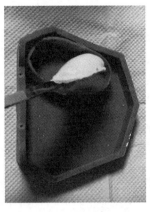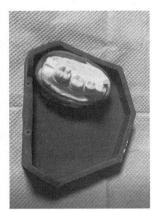

**图 3 - 8 - 6　灌制底座**

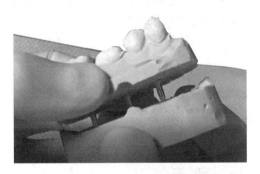

**图 3 - 8 - 7　检查分离模型**

👉 注意事项：

1. 使用石膏模型修整机修整工作模型,使用高速涡轮手机制备钉洞时需小心谨慎,注意不要损坏工作模型,尤其不要破坏模型近远中的石膏"止点",模型底面与𬌗平面保持平行。

2. 工作模型插代型钉后,底面一定要涂布石膏分离剂,钉鞘表面勿涂。

3. 灌制底座的石膏调拌需减少水量,防止石膏流动性太大导致上部工作模型移位。底座石膏固化后,需修整去除边缘多余石膏,直至暴露工作模型及底座的分界。

# 实验九　下颌第一磨牙铸造金属全冠可卸石膏代型 —— 分割、修整代型

## 【目的要求】

1. 掌握后牙全冠可卸石膏代型制作过程中分割代型的方法和要求。

2. 掌握后牙全冠可卸石膏代型制作过程中修整代型的方法和要求。

3. 掌握后牙全冠制作过程中石膏模型上简易𬌗架的方法和要求。

## 【实习内容】

1. 完成下颌第一磨牙铸造金属全冠可卸石膏代型制作中的分割代型步骤。

2. 完成下颌第一磨牙铸造金属全冠可卸石膏代型制作中的修整代型步骤。

3. 完成下颌第一磨牙铸造金属全冠制作过程中石膏模型上简易𬌗架的步骤。

## 【实验器材】

1. 已完成插代型钉、灌底座的超硬石膏工作模型，对𬌗模型，石膏锯，慢速直手机，慢机球形金刚砂磨头（直径约 3 mm），简易𬌗架，零膨胀石膏，石膏调拌碗，石膏调拌刀。

2. 红铅笔、502 胶水、代型隙料、齿科圆头毛刷棒。

## 【方法步骤】

1. 分割可卸代型：使用石膏锯分别在代型近、远中锯开（图 3 - 9 - 1）。锯条切割方向垂直于底座方向或略外展为佳，勿接触基牙和邻牙，完全切透第一层工作模型石膏，浅浅切入第二层底座石膏。

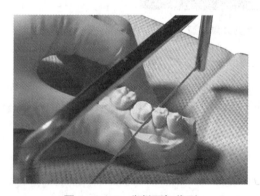 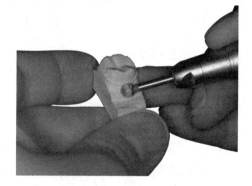

图 3 - 9 - 1　分割可卸代型　　　　　　图 3 - 9 - 2　修整代型龈方

2. 修整代型（图 3 - 9 - 2）

（1）检查代型。检查代型，标准为：表面没有气泡或小的倒凹，肩台边缘线完整、清晰，没有飞边和悬突。非重要部位的小缺陷可以用光固化树脂填充。

（2）边缘线龈方的修整。用慢速直机金刚砂球钻（直径约 3 mm）在颈缘下方 0.5～1 mm 处修整，不要过度修整。

3. 石膏模型上𬌗架

（1）检查石膏模型和𬌗架（图 3 - 9 - 3）：检查石膏工作模型和对颌模型，去除𬌗面妨碍咬合的石膏瘤，检查工作模型与对颌模型是否能够按照石膏"止点"的标记获得准确、稳定的咬合对位。调整简易𬒗架的上下颌金属背板至相互平行;检查对位好的上下颌石膏模型的垂直高度(应小于上下颌金属背板间的垂直距离)。如垂直高度过高,应打磨修整对颌模型底面和/或工作模型底面,直至上下颌模型与𬒗架背板间分别获得不少于5 mm的空间,以容纳上𬒗架的零膨胀石膏。

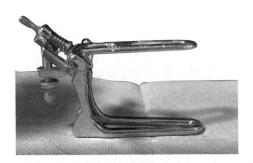

图3-9-3　𬒗架检查

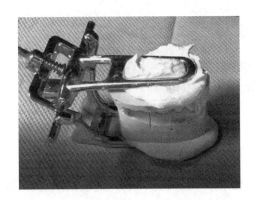
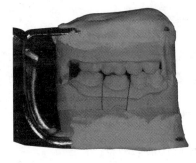

图3-9-4　模型上𬒗架

(2) 上𬒗架(图3-9-4):将𬒗架打开,下颌金属背板放置于水平稳固的工作台面上,石膏模型底面湿水。调拌适量零膨胀石膏分别放置于𬒗架下颌金属背板和下颌石膏模型底面中心,将下颌模型放置于背板上轻压,调整模型底面与工作台面平行。待石膏硬固后,按照石膏"止点"将对颌模型准确对位,调拌适量零膨胀石膏,将对颌模型上𬒗架。待石膏硬固后,打开𬒗架,如果近远中石膏"止点"妨碍𬒗架打开,可将其磨除。

👉　注意事项:

1. 应特别注意在牙体预备时保证基牙近远中肩台边缘与邻牙间至少分开0.6 mm,以避免分割代型时基牙和邻牙被石膏锯损伤。

2. 间隙料使用前应摇匀,快速均匀涂布,避开颈缘区0.5~1 mm。

3. 修整工作模型和对颌模型时,保证底面与𬒗平面平行;上𬒗架时,需保证𬒗架上下金属背板相互平行,𬒗平面与水平工作台平行。

# 实验十　下颌第一磨牙铸造金属全冠蜡型雕刻

## 【目的要求】

1. 了解失蜡铸造法制作金属全冠的流程。
2. 初步掌握下颌第一磨牙铸造金属全冠蜡型雕刻的步骤及方法。
3. 熟悉各种蜡型器械的使用方法。

## 【实验内容】

1. 蜡型制作前的准备：检查修整代型、涂布代型隙料、涂分离剂。
2. 雕刻下颌第一磨牙铸造金属全冠蜡型。

## 【实验器材】

1. 酒精灯、嵌体蜡、红铅笔、代型隙料、分离剂。
2. 各种蜡型器械：加蜡器、雕刻器和抛光器。

## 【方法步骤】

1. 蜡型制作前的准备

（1）检查修整代型：确保代型表面没有气泡、瘤子或小的倒凹等，这些缺陷会导致制作完成的蜡型无法取下。尤其要检查代型的边缘，应完整、清晰，没有飞边和悬突。

（2）涂布代型隙料（图 3-10-1）：代型隙料是指涂布在代型上以获得粘接间隙的牙科材料，目的是预留出预备牙面和修复体之间的粘接剂的间隙。用法是将隙料均匀涂布在代型上，并使之具有一定的厚度，但是为了保证修复体边缘的密合性，在靠近颈缘处要留出约 1 mm 的未涂区域。目前公认理想的粘接剂厚度约为 $20\sim40\ \mu m$。

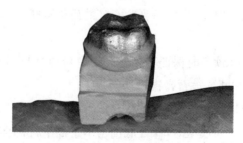

图 3-10-1　涂布代型隙料

（3）涂布分离剂（图3-10-2）：为了方便后期代型和蜡型的分离，必须提前在代型上均匀涂布一层分离剂。涂布分离剂时应注意均匀一致，厚度尽量薄，并且还要涂布在邻牙和对颌牙面上，以免蜡型在模型上复位和确定咬合时粘接在邻牙和对颌牙上。

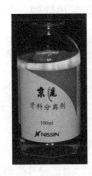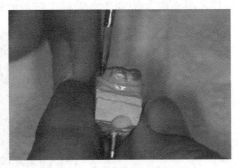

图3-10-2　涂布分离剂

（4）标记边缘（图3-10-3）：使用彩色笔标记出代型边缘，笔的颜色最好和蜡的颜色形成对比色。在标记后的边缘涂一层低黏度氰基丙烯酸酯，并立即吹干，以保护边缘。

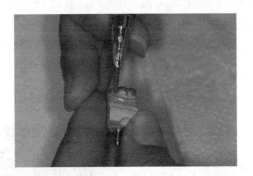

图3-10-3　标记边缘

2. 全冠蜡型雕刻：后牙全冠蜡型的制作顺序一般是基底蜡型—邻面—轴面—咬合面以及边缘。

（1）基底蜡型（图3-10-4）：基底蜡型要满足修复体的固位要求，形成密合的组织面。使用大加蜡器往代型上加蜡，注意蜡要完全熔融，并同已加蜡相互熔融。基底蜡要有足够的厚度，避免在检查底层蜡型时发生变形或破损。邻面要加足量的蜡，防止蜡型取戴时变形，相邻两次加蜡操作之间蜡要完全冷却，同时注意此时不要在轴面加蜡。修整颈缘蜡型，以便能够取下蜡型进行评估。

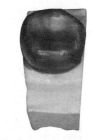

图3-10-4　基底蜡型

（2）邻面蜡型（图3-10-5）：从代型上取下底层蜡型，对蜡型进行必要的调整，确保其与对颌牙𬌗面间间隙清晰明确，大小适当。然后在接触区加蜡直至接触区大小合适、位置正确且与解剖形态一致。完成后堆塑蜡型接触区龈外展隙的部分。

（3）轴面蜡型（图3-10-5）：参照邻牙和对侧同名牙，确定轴面外形的总体定位、位置以及外形轮廓。制作轴面龈向部分蜡型，形成光滑平坦的外形轮廓。修复体表面和颈部牙体组织表面应当光滑一致。参照邻牙堆塑轴面1/3的蜡型。继续加蜡使轴、邻面互相衔接、连续一致，且表面光滑。特别注意近远中转角的形态和位置。

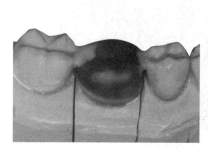
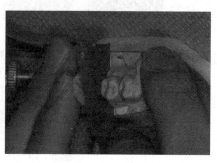

**图3-10-5　堆塑邻面和轴面**

（4）𬌗面蜡型（图3-10-6，图3-10-7）：多数成年人是牙尖-边缘嵴的咬合关系，在堆塑𬌗面时，首先要使用蜡锥确定牙尖高度和位置，并进行必要的修整。从矢状面观察牙尖位置向远中逐渐升高。从冠状面观测非功能尖高度稍低于功能尖。堆塑边缘嵴和牙尖嵴，完成轴面和咬合面的衔接。特别注意不要改变预定的牙尖位置和高度。牙尖的三角嵴向𬌗面中央走行，尖位于牙尖顶部，嵴位于𬌗面中央。各三角嵴在近远中和颊舌向均呈圆凸形态。完成之后充填点隙、抛光发育沟。最终完成整个蜡型𬌗面的精确外形。

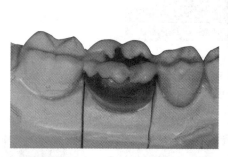
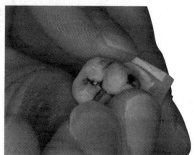

**图3-10-6　堆塑牙尖并精修解剖形态**

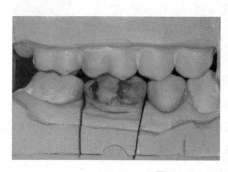
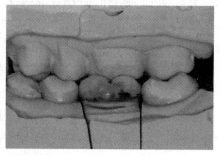

**图3-10-7　检查咬合关系**

3. 精修颈缘(图 3-10-8):为了使蜡型的边缘密合性最佳,在包埋蜡型之前必须重塑蜡型颈缘并重新抛光。首先将蜡型重新就位,加热完全熔化蜡型边缘 1~2 mm,在整个颈缘都被熔化后,将出现一条环状阙如区域,重新往该区域加蜡,再修整多余蜡。最后抛光蜡型。

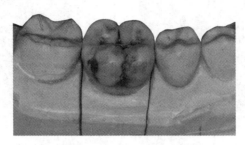

图 3-10-8　精修完成

# 实验十一　下颌第一磨牙金属铸造全冠的研磨抛光

## 【目的要求】

1. 熟悉铸造金属全冠的技工室试戴过程。
2. 掌握金属修复体打磨抛光的器械和步骤。
3. 掌握调𬌗的原则和方法。

## 【实验内容】

1. 在模型上试戴金属全冠、调改邻面接触区和咬合。
2. 对金属全冠进行调𬌗、打磨及抛光。

## 【实验器材】

1. 慢速直手机、长柄轴柄、高速涡轮手机、钨钢裂钻、长柄金刚砂磨头、长柄绿磨石磨头、圆形砂纸片、毡轮、抛光布轮、氧化铬抛光膏。
2. 高点指示剂、咬合纸、厚度测量卡尺。

## 【方法步骤】

1. 铸造结束后首先要冷却铸圈,去除大部分包埋料,取出铸件,然后喷砂去除残余的少量包埋料。检查铸件是否有铸造缺陷(如缩孔、砂眼、边缘铸造不全等),如果存在明显的缺陷，必须重新制作。检查铸件的组织面是否有瘤子、结节等，如果有应该一次性彻底磨除（图3-11-1、图3-11-2）。

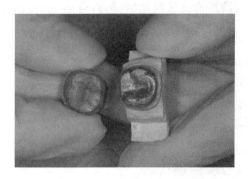

图3-11-1　检查组织面

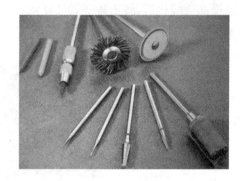

图3-11-2　各种研磨抛光器具

2. 从工作模型上取下代型，将全冠铸件在代型上进行试戴（trial fitting）。如果预备体和铸件均合格，轻轻用力即可使金属全冠就位，取出时也可感到摩擦力。不能顺利戴入时，切勿强行用力就位，应使用高点指示剂喷洒（或用咬合纸）于冠的内面，再进行试戴，逐一试出阻碍点，调改后逐步就位。

3. 检查全冠在代型上的就位、固位和稳定性。就位主要通过边缘是否密合来判断，将代型的边缘终止线用红笔标记，观察边缘是否密合，是否过长、过短、过窄或过宽。边缘过长或过宽可通过仔细调改达到要求，边缘过短或过窄则需重新制作（图3-11-3）。

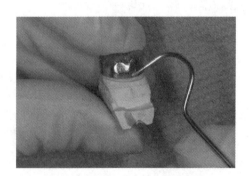

图3-11-3　全冠试戴就位

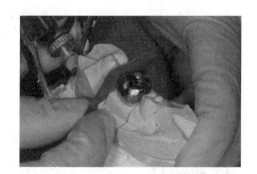

图3-11-4　咬合纸检查邻接

4. 分别调改近、远中接触区，顺序不限。试近中接触区时，将代型完全就位，并将其远中的局部牙列模型取出，用咬合纸试出全冠近中面的阻碍点，少量多次小心调磨，直至冠在代型上完全就位。再将代型远中的局部牙列模型就位到主模型，同法调改远中接触区。全冠近远中与邻牙的接触在初步试戴时应略紧一些，保留最后精修、抛光的量，并且注意接触区的形态、位置、范围等（图3-11-4）。

5. 调𬌗(图 3 - 11 - 5)

(1) 用金刚砂片和轮形石调磨残留铸道,修整铸道附着区,注意不要破坏全冠𬌗面、轴面解剖外形。

(2) 检查并调改正中𬌗、侧方𬌗(工作侧和非工作侧)、前伸𬌗的早接触点或咬合高点。

(3) 调改前用厚度测量卡尺测量铸件需要调磨部位的厚度,防止磨穿。

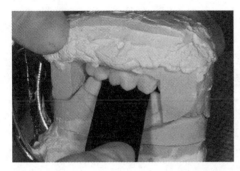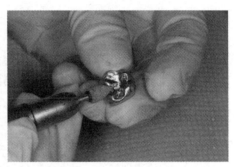

图 3 - 11 - 5 检查咬合并调整

6. 用金刚砂磨头或其他磨石修整轴面外形、牙尖三角嵴外形,用高速裂钻修整窝沟点隙。注意随时用厚度测量卡尺测量𬌗面及窝沟的厚度(图 3 - 11 - 6)。

7. 精修和抛光(图 3 - 11 - 7)

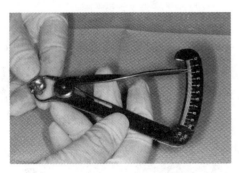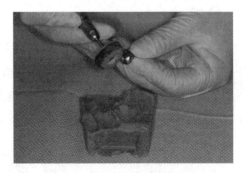

图 3 - 11 - 6 卡尺检查厚度　　　　图 3 - 11 - 7 全冠精修、抛光

(1) 所用磨具的粒度应该逐步由粗到细,否则不能获得光滑的磨光表面。

(2) 用细的绿磨石打磨全冠整个外表面,消除所有明显的切割纹理和沟痕,呈一致的粗糙度。接触区的磨光不可用力,否则破坏接触。边缘的磨光应在代型上进行,以防止边缘卷曲、内陷或变形(尤其对于贵金属全冠)。

(3) 𬌗面的窝沟点隙用细头磨锥进行修整,并用钢刷轮去除窝沟点隙内的污物。

(4) 用橡皮砂轮、磨头对轴面及𬌗面窝沟进行初步抛光。

(5) 用毡轮或干抛光布轮蘸氧化铬抛光膏进行抛光,使全冠表面无任何细纹或刮痕,呈镜面样外观。

（6）全冠打磨抛光后的要求：边缘密合、长短合适、无邻面龈缘悬突；固位良好，无翘动、弹跳等现象；邻接关系正常；咬合关系正常，无早接触点；表面高度磨光。

# 实验十二　上颌中切牙全瓷冠的牙体预备技术

## 【目的要求】

1. 加深对全瓷冠修复理论的理解，掌握牙体预备的基本要求。
2. 掌握前牙全瓷冠牙体预备的方法步骤及车针的使用。

## 【实验内容】

在仿头模的工作模型上对上中切牙进行全瓷冠的牙体预备。

## 【实验器材】

1. 仿头模、工作模型、一次性检查盘。
2. 高速涡轮手机、金刚砂车针（TR-13、TR-11、TR-14、EX-21 等）。

## 【方法步骤】

1. 切端深度指示沟制备及切端预备（图 3－12－1）：用圆头锥形金刚砂车针（TR－13）在切端制备 2～3 条深度指示沟，深度 1.8 mm 左右。所有指示沟的深度应比实际预备量小，余量待修整时磨除，磨除指示沟之间的牙体深度。若牙体过长或低颌，需参考邻牙或以最终修复体的切端位置来确定磨除量。

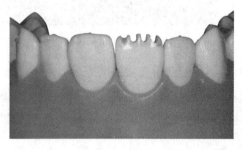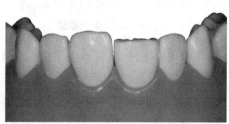

图 3 - 12 - 1　切端深度指示沟及切端预备

2. 唇面及切端磨除（图 3－12－2）：唇面在切端（切 1/2 或 2/3）和龈端（龈 1/2 或 1/3）两个面各制备 2～3 条指示沟，深度为 1.2～1.4 mm。切端部分磨除时应与解剖外形相平行，龈端部分则应与就位道或牙体长轴相平行。先磨除近中半或远中半，将另外一半作为磨除量参考。龈端形成齐龈宽 0.8 mm 深凹型肩台,临床上待排龈修整肩台时再预备至龈下 0.5 mm,龈端部分与牙体长轴平行,与舌侧轴面形成 6°左右的聚合度,是固位稳定的基础。邻面接触区处车针在不接触邻牙的前提下尽量向舌侧扩展。

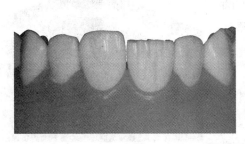
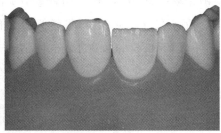

图 3-12-2 唇面深度指示沟及唇面预备

3. 邻面预备(图 3-12-3):唇面预备时在不影响接触点的情况下应尽量向邻面扩展,然后换用细针状金刚砂车针(TR-11)在不接触邻牙的情况下通过接触区后从唇舌侧扩展空间,最好保留和邻牙接触的一薄层牙釉质,这样确保不伤及邻牙。可以用探针或镊子去除薄层牙釉质后使用中粗的圆头锥形金刚砂车针(TR-13)预备邻面,并形成肩台。

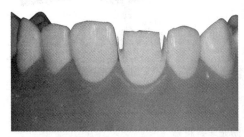
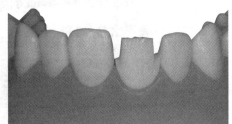

图 3-12-3 打开邻接并进行邻面预备

4. 舌面预备(图 3-12-4)

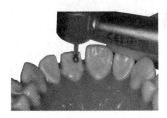
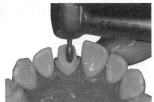
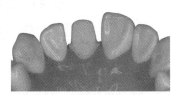

图 3-12-4 舌轴面预备

(1) 用直径 1 mm 的圆头锥形金刚砂车针(TR-13)预备舌侧轴面,先制备深度指示沟,深度以在龈端形成 0.5 mm 宽无角肩台为准,方向与唇面龈 1/3 或牙体长轴平行,磨除指示沟间组织形成舌轴面及宽 0.8~1 mm 的齐龈深凹形肩台。

（2）用小球形金刚砂车针作指示沟或指示窝，深度为 0.7 mm，用轮状或橄榄样金刚砂车针磨除舌面窝 1 mm。舌面窝应与原有外形一致，不可预备成简单斜面。

5. 制备龈边缘（图 3-12-5）：机械推开牙龈并保护牙龈免受车针损伤。用直径更大的圆头锥形金刚砂车针（TR-14）将唇侧边缘预备至排龈后的龈下 0.5 mm，宽 1 mm 的清晰光滑深凹形肩台。

6. 抛光精修（图 3-12-6）：用抛光车针对预备体表面进行抛光处理，修整唇面、邻面、舌侧轴面及舌面窝，唇侧形成两个斜面。线角圆钝，形成位于龈下 0.5 mm，宽为 1.0 mm 的深

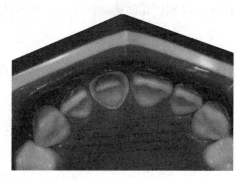

图 3-12-5　颈缘修整

凹型肩台。精修完成的牙体表面应光滑圆钝，不允许轴壁上有任何尖锐棱角，最终完成牙体预备。

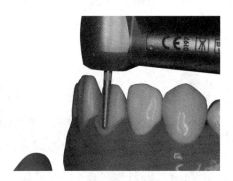
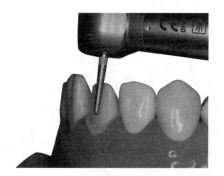

图 3-12-6　抛光车针精修

# 实验十三　前牙桩道制备技术

## 【目的要求】

1. 掌握桩核冠修复的适应证和基本要求。

2. 掌握前牙桩道预备的步骤和要点。

## 【实验内容】

1. 在仿头模的实验牙列模型上完成上前牙铸造核桩的牙体预备。

2. 在仿头模的实验牙列模型上完成上前牙铸造核桩的桩道预备。

**【实验器材】**

1. 仿头模、装有完成根管治疗离体牙的石膏模型、口腔检查器械。

2. 高速涡轮手机、涡轮车针（TR-14、TR-11、TR-13、EX-21）、慢速弯手机、G 型及 P 型扩孔钻。

**【方法步骤】**

1. 桩核冠是修复大面积牙体缺损的一种常用的修复方法，由于牙冠剩余硬组织量少，单独使用全冠修复则无法获得良好的固位。为了增加固位，可以将修复体的一部分插入根管内，插入根管内的这部分修复体称为桩。评估牙体缺损量，临床检查患牙有无叩痛、松动，瘘管有无消退（图 3-13-1）。检查根管治疗后 X 线片，确定根管治疗是否完善，根尖病变是否消除（图 3-13-2）。

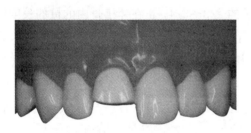 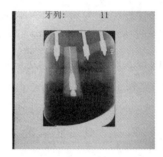

图 3-13-1　残冠评估　　　　图 3-13-2　检查 X 线片

2. 牙体预备（图 3-13-3）：用 TR-13、TR-11 及 EX-21 车针依据全冠牙体预备要求预备残冠，唇舌、近远中磨除量参照全冠修复体，牙体初备时边缘位于龈上或齐龈，待后期桩核戴入粘固后，最后全冠预备时再确定边缘位置。然后去尽原有充填体、腐质，去除薄壁弱尖，保留的牙本质壁厚度要大于 1 mm，全冠的边缘应位于缺损断面的龈方 1.5～2.0 mm，形成牙本质肩领。

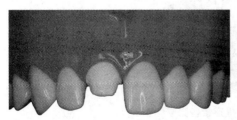 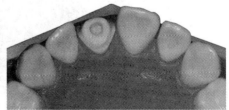

图 3-13-3　初步牙体预备，暴露根管口

3. 根管预备:采用 G 型及 P 型扩孔钻(图 3-13-4)。

(1) 根据 X 线片,了解牙根长短、粗细及根管充填情况,注意根管走向,充填的根管影像是否位于牙根中央。参考治疗记录,确定预备长度,在钻针上用橡皮止动片标记。

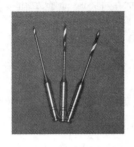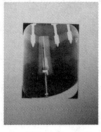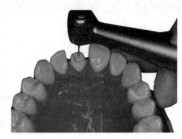

图 3-13-4　标记预备深度

(2) 用 2 号 G 型扩孔钻顺根管方向轻轻钻入,顺势由浅入深地将根管内充填材料逐步取出,这时可以看到根管充填物逐步脱落,当遇到阻力时应停钻并调整钻针方向,确保针尖在根管充填物内后再向根端钻磨。根管预备的深度有以下几个要求:① 桩的长度至少应和冠长相等;② 桩的长度应达到根长的 2/3~3/4;③ 在牙槽骨内的桩的长度应大于牙槽骨内根长的 1/2,达不到这一要求会导致根管壁在牙槽嵴顶区应力过度集中,容易发生根折;④ 保证根尖区至少有 4 mm 封闭区,根尖区侧支根管多,根管充填难以完全封闭,桩进入根尖封闭区容易引起根尖周的病变。如果牙根有弯曲,则将根管弯曲处作为终止点,不必达到规定长度。宽度为牙根横径的 1/3,形态与牙根外形基本一致(图 3-13-4)。

(3) 依据根管粗细依次选用 2 号、3 号 P 型扩孔钻由细到粗逐步将根管壁上的根管充填物清理干净并修整平滑,注意将钻针贴在根管壁上进行上下提拉,控制转速不能过大,遇到阻力不能强行向下,避免磨切产热导致患者疼痛,若根管横径达不到桩的强度要求,可进一步扩大根管,但应保持预备长度不变(图 3-13-5)。

(4) 修整牙本质肩领,形成完整的牙本质肩领,高度≥1.5 mm,厚度≥1.0 mm(图 3-13-5)。

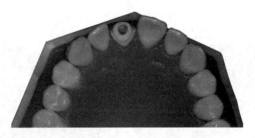

图 3-13-5　桩道预备完成

# 实验十四　桩道印模技术

## 【目的要求】

1. 掌握硅橡胶印模材料一步法取模方法。
2. 掌握硅橡胶印模材料制取桩道印模的方法。

## 【实验内容】

1. 硅橡胶印模材料一步法取模方法。
2. 采用双层一步法结合硅橡胶制取根管桩道的印模。

## 【实验器材】

1. 仿头模、含有根管预备离体牙的石膏模型。
2. 口腔检查器械、硅橡胶印模材料、硅橡胶固化计时器。
3. 取模用流动树脂注射头、1 ml 注射器、根管加强钉。

## 【方法步骤】

1. 准备根管加强钉：有成品根管加强钉可以选用，也可以取一根长约为 20 mm 大头针（或回形针捋直），剪去尖端，将末端修整圆钝，插入根管以检测桩道长度及直径，长度以插入桩道后口外端超出邻牙切缘约 5 mm 为宜，与根管壁间留有一定间隙，在表面磨出粗糙固位沟槽。

2. 准备硅橡胶轻体注射器（图 3 - 14 - 1）：将流动性树脂注射头安装到 1 ml 注射器上，如果配合使用螺旋输送器，能够更好地保证将硅橡胶轻体注射到根管尖端，并能避免产生气泡。

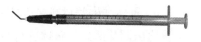

图 3 - 14 - 1　轻体注射器

3. 托盘选择：硅橡胶取模需要选择钢托盘或一次性塑料托盘，不能采用铝制托盘。合适的托盘需满足下列要求：托盘大小、形态与患者牙弓大小、形态一致，略大于牙弓；托盘内面与组织之间有 3～4 mm 间隙以容纳印模材料；托盘高度应确保覆盖预备牙颈缘，边缘止于距黏膜皱襞 2 mm 处，不能妨碍系带、唇、舌及口底软组织的功能活动；托盘后缘在上颌盖过翼上颌切迹和颤动线，下颌盖过磨牙后垫。若托盘边缘伸展不够，可用蜡片加长加深至合适为止。

4. 轻体硅橡胶注射入根管内(图 3-14-2)。将轻体硅橡胶安装在调和枪上,安装混合头,按比例调拌适量的高流动性轻体硅橡胶印模材料输送到 1 ml 针管内,轻体量控制在 0.5 ml 左右,然后通过注射头注入根管内,注意:① 取模前用气枪吹洗并干燥根管及基牙,避免水珠或其他杂质造成印模不准确;② 尽量将注射头插入根管深部,边注射边退出;③ 注射全程针头尖端均要没在轻体硅橡胶材料中,避免产生气泡。保证根管腔内填满后,将多余的硅橡胶轻体注射到周围牙面。

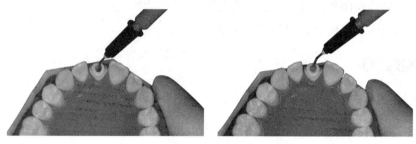

图 3-14-2 轻体注入桩道内

5. 插入根管加强钉或增力丝(图 3-14-3):轻体注射完成后,将根管加强钉缓慢旋转插入根管内,直到底部,注意速度不要太快,以免带入气泡。

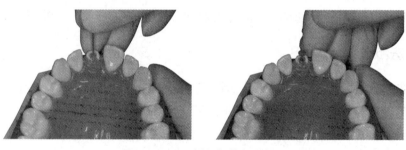

图 3-14-3 插入根管加强钉

6. 重体硅橡胶材料口内放入(图 3-14-4):在注入轻体硅橡胶印模材料的同时,助手按比例调拌适量的重体硅橡胶材料,置于托盘上,待高流动性轻体硅橡胶导入桩道及覆盖周围牙面并插入加强钉后,立刻将托盘放入口内,一步法取终印模。

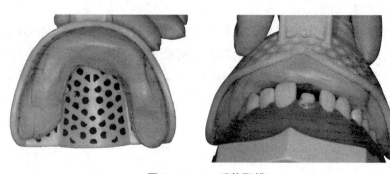

图 3-14-4 重体取模

7. 印模修整(图 3-14-5):待硅橡胶印模材料完全硬固后,小心取出印模。保证印模桩道及冠部牙体部分完整,无损伤、无气泡;表面光滑清晰。修整印模边缘。

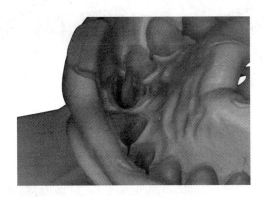

图 3-14-5　桩道终印模

# 实验十五　前牙桩核蜡型技术

## 【目的要求】

掌握直接法前牙铸造桩核蜡型的制作技术。

## 【实验内容】

直接法制作前牙铸造桩核蜡型。

## 【实验器材】

木桩、分离剂(液体石蜡)、嵌体蜡条、蜡线、滴蜡器、蜡刀、酒精灯。

## 【方法步骤】

1. 制作增力丝(图 3-15-1、图 3-15-2):选择牙签或木棒,将尖端用刀修整,制作与桩道直径和长度相匹配的木桩,确保可以达到根管预备的长度,且与根管壁间有一定间隙。长度以插入桩道后口外端超出邻牙切缘约 5 mm,方便握持操作为宜。为了确保木桩和蜡更好地结合,将棉卷抽出少量棉絮,拉扯成薄薄一层,旋转木桩使得棉絮紧紧裹在木桩外层。

2. 根管准备(图 3-15-3):洗净、吹干根管,并在根管内壁及根面上均匀涂一薄层液体石蜡,方便后期蜡型取出。制作前要根据上下颌模型的咬合关系大致确定前牙桩核的方向和舌面外形。

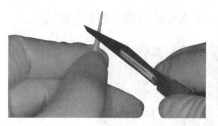

图 3 - 15 - 1　制作木桩

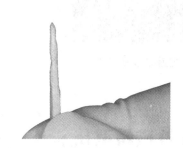

图 3 - 15 - 2　包裹棉絮

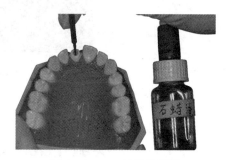

图 3 - 15 - 3　涂液体石蜡

3. 加热滴蜡器融化嵌体蜡，将融化的嵌体蜡包裹在棉絮外层，包裹的蜡量要稍稍大于根管直径，趁热将木桩插入桩道中，稍稍加压，保持一会，使蜡能够充满根管(图 3 - 15 - 4)。待蜡硬固后顺就位道相反方向慢慢取出蜡型，检查是否完整、有无气泡(图 3 - 15 - 5)。如不完整可加蜡修整或重新制作，直至合适，注意保证外层嵌体蜡均匀包裹修整后的木桩。

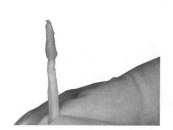

图 3 - 15 - 4　带蜡木桩插入桩道

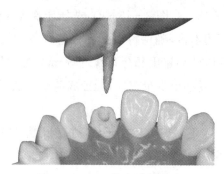

图 3 - 15 - 5　检查桩道蜡型

4. 如桩道蜡型完整无气泡,则使用小剪刀按照预先设定的桩核蜡型切断位置切断木桩,操作时须小心保护已形成的蜡型部分(图 3-15-6)。注意千万不要触碰已经完成的桩道蜡型以免造成变形,也可以将蜡型轻轻复位于根管内后再行切断。用嵌体蜡堆塑核部分,形态参照烤瓷冠(或全瓷冠)基牙要求,表面距离修复体唇面约 1.2 mm,切端距离修复体切缘约 2 mm;在口内有咬合接触的情况下要求蜡核舌面与对颌牙在正中𬌗、非正中𬌗时保持约 1.0~

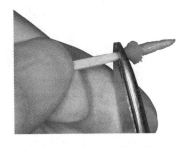

图 3-15-6　切断木桩

1.5 mm 间隙;近远中面距离邻牙约有 1.5 mm 的间隙,并略聚向切缘 2°~5°(图 3-15-7、图 3-15-8)。

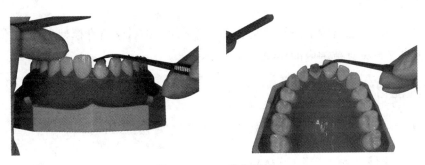

图 3-15-7　堆塑蜡核

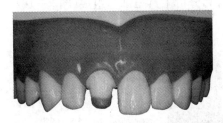

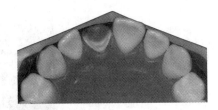

图 3-15-8　堆塑完成

5. 待蜡型硬固后取出整个蜡型,检查根面、蜡型和剩余牙体的移行是否顺滑,确定无误后,浸入水中漂浮或者固定在蜡座上(图 3-15-9)。

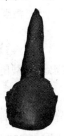

图 3-15-9　取出桩核蜡型

# 实验十六　肯氏Ⅱ类Ⅰ分类牙列缺损模型观测

## 【目的要求】

1. 熟悉模型观测器的结构与使用方法。
2. 掌握模型观测的方法和步骤。
3. 掌握肯氏Ⅱ类Ⅰ分类牙列缺损义齿就位道设计的方法和步骤。

## 【实习内容】

1. 用模型观测器观测准备好的左下第一磨牙缺失的教学石膏模型,确定就位道。
2. 画出义齿设计范围内的导线,标记卡环位置。

## 【实验器材】

模型观测器、肯氏Ⅱ类Ⅰ分类牙列缺损教学用石膏模型、铅笔。

## 【方法步骤】

1. 了解模型观测器:由观测架、观测平台和分析工具三部分组成(图3-16-1)。

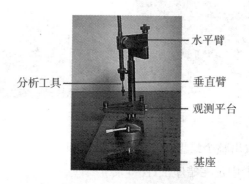

图3-16-1　模型观测器

（1）观测架:由水平底座、固定垂直臂与水平臂和活动垂直臂组成。

（2）观测平台:观测平台的上部是固定模型的平台,下部为底面平滑的基座,上下部之间由一个转向结合球连接。

（3）分析工具:常用分析工具包括分析杆、描记铅芯与金属套管、倒凹测量尺和成形蜡刀。① 分析杆:用于分析牙冠及牙槽嵴处倒凹位置,确定义齿的就位道。② 描记铅芯与金属套管:铅芯用于在模型上标记观测线和倒凹区边界线。金属套管为半圆形,套在铅芯外可防止铅芯折断,露出铅芯的一侧以便描记。③ 倒凹测量尺:可根据倒凹测量尺末端侧方突出的宽度来测量基牙固位倒凹的深度。按其末端侧方突出部分的宽度分别有 0.25 mm、0.5 mm 和 0.75 mm 三种(图 3-16-2)。即采用某一规格的倒凹测量尺确定特定的固位倒凹深度所在的位置。④ 成形蜡刀:用于修正填倒凹蜡的表面,使之与就位道平行。

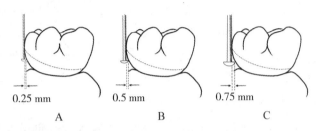

| | | |
|---|---|---|
| 0.25 mm | 0.5 mm | 0.75 mm |
| A | B | C |

图 3-16-2　不同深度的倒凹测量尺

2. 研究模型观测前准备

(1) 模型观测器调整:调整活动垂直臂固定螺丝,将活动垂直臂固定在较高位置,将分析杆固定在活动垂直臂的卡头上。

(2) 模型固定与初始位置调整:松开观测平台上部的卡具,将要观测的研究模型平稳地置于观测平台上,扭紧卡具将模型固定。然后松开观测平台的转向结合球旋钮,倾斜模型与观测平台上部,调整模型𬌗平面与水平面平行(与观测架水平底座平行),再重新扭紧转向结合球旋钮。

3. 确定义齿就位道(图 3-16-3)

(1) 松开垂直臂固定螺丝,右手调整活动垂直臂及分析杆的垂直高度,左手调整观测平台水平移动,使分析杆侧方与基牙轴面接触,并绕基牙轴面移动,观察基牙各部位倒凹区的位置。用同样方式观察牙槽嵴部位倒凹区的位置。

(2) 松开观测平台的转向结合球旋钮,改变模型及基牙倾斜方向和角度,分析杆观测软硬组织倒凹改变的情况,直至模型上每个与缺隙相邻的主要基牙颊侧均获得有利的固位倒凹,倒凹的位置和深度适宜,基牙轴面易于获得导平面,尽量消除基牙缺隙侧邻面过大倒凹,尽量避免出现软硬组织倒凹而干扰义齿支架和基托的伸展。此时分析杆方向即为义齿就位道方向,旋紧转向结合球旋钮将模型固定在此位置。

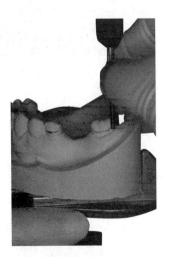

图 3-16-3　利用观测杆
进行模型观测

4. 描记观测线、确定倒凹深度(图3-16-4)

(1)取下分析杆,换上描记铅芯。铅芯侧面应平直,末端磨成斜面。将铅芯较长的侧面与牙面接触,尖端与牙龈接触,同时水平移动观测台,使铅芯沿牙面移动,铅芯即在牙面描记出观测线。

(2)用同样方式画出牙槽嵴倒凹的观测线和倒凹边界线。

(3)根据观测线确定卡环类型,并用红色铅笔在模型上标记出卡环的方向。然后根据

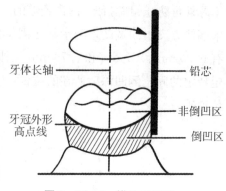

图3-16-4 描绘观测线

设计选择合适尺寸的倒凹测量尺测量倒凹的深度,测量尺突出部分与倒凹区牙面接触的位置用红色铅笔标记出卡环的位置(图3-16-5)。根据卡环固位臂的材料和制作方式选择不同型号的测量尺:铸造钴铬合金固位臂——0.25 mm,弯制钢丝固位臂——0.75 mm。

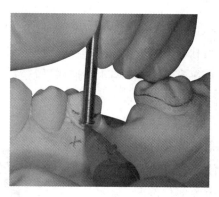
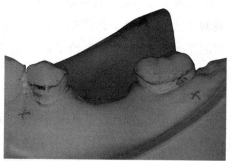

图3-16-5 标记卡环方向及位置

(4)在模型上标记出广泛分布的三个点作为模型的记录标记(图3-16-6)。

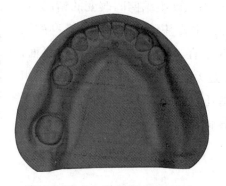

图3-16-6 就位道平面标记点

☛ 注意事项：

如果通过水平观测确定的就位道满足设计要求，则尽量避免就位道与天然脱位道明显不同。

# 实验十七　肯氏Ⅲ类可摘局部义齿基牙预备、填倒凹

## 【目的要求】

1. 熟悉可摘局部义齿修复前需进行余留牙外形调改与基牙预备的内容。
2. 掌握导平面、𬌗支托的预备方法和要求。
3. 掌握翻制耐火模型前工作模型的处理流程和方法。

## 【实习内容】

1. 根据研究模型观测结果，对基牙外形进行修改。
2. 根据观测结果及可摘局部义齿设计，在基牙上进行导平面、𬌗支托的预备。
3. 用蜡在模型上填倒凹，标记卡环位置并进行衬垫。

## 【实验器材】

1. 肯氏Ⅲ类缺失（下颌第一磨牙）的石膏工作模型。
2. 牙科快速涡轮手机、TR13 圆头锥形金刚砂车针和 BR31 球状金刚砂车针（蓝标和黄标）。
3. 嵌体蜡、蜡刀、衬垫材料、酒精灯、观测器。

## 【方法步骤】

1. 基牙和其他余留牙形态调改：根据模型观测结果，调改基牙及其他余留牙形态。在卡环和小连接体经过的基牙牙面，如基牙的颊舌面、缺隙侧邻面和颊舌轴角等部位，如果观测线位置过高（倒凹过大），应适当调磨，以去除或减小过大的、不利的倒凹，降低此处观测线高度，以便放置卡环和小连接体。

2. 导平面预备（图 3－17－1）：根据模型观测和义齿设计，在石膏工作模型 35 远中和 37 近中邻面预备与就位道方向平行的导平面，使用 TR13 金刚砂车针，车针与就位道方向平行，沿着牙齿天然的邻颊和邻舌外形，采用轻柔的摆动手法，从一个线角到另一个线角扩展预备，产生一个𬌗龈高度在 2～4 mm 的平面。邻面导平面在𬌗龈向的预备应是平面，而在颊舌向应是曲面。

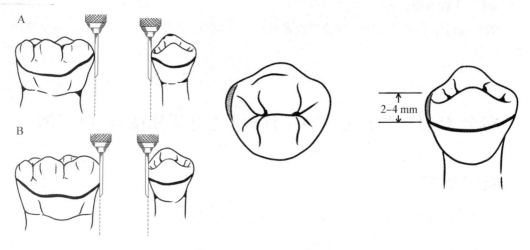

**图 3‑17‑1　导平面的预备**

3. 𬌗支托凹预备(图 3‑17‑2):根据义齿设计,在左下颌第一磨牙缺失的石膏工作模型的 35 远中和 37 近中分别预备𬌗支托凹。预备方法:采用 BR31 金刚砂球钻,将𬌗边缘嵴降低 1 mm,然后向中央凹方向和颊舌向扩展成圆三角形,支托凹底最深处位于圆三角形的中心,比边缘嵴处深 0.5 mm。𬌗支托凹应边界清楚,底面为球凹形,自凹底向𬌗面逐渐变浅,勿形成垂直向的轴壁,边缘嵴处的合轴线角应圆钝。35 𬌗支托凹颊舌向宽度为𬌗面宽度的 1/2,近远中长度为𬌗面近远中径的 1/3。37 𬌗支托凹颊舌向宽度为𬌗面宽度的 1/3,近远中长度为𬌗面近远中径的 1/4。

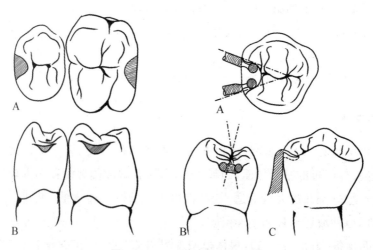

**图 3‑17‑2　𬌗支托凹的预备**

4. 预备完成抛光(图 3‑17‑3):所有牙体预备处都应该使用抛光车针打磨光滑,如有酸痛敏感,应及时做好脱敏处理。

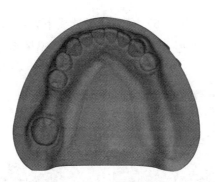

**图 3 - 17 - 3　预备完成**

5. 工作模型处理

（1）工作模型衬垫（图 3 - 17 - 4）：为了提供间隙使后期义齿基托材料完全包裹基托小连接体，我们需要对缺牙区的牙槽嵴进行衬垫，一般选择的衬垫材料至少 0.5 mm，同时必须保证足够的颌间距离以保证固位和人工牙的排列。

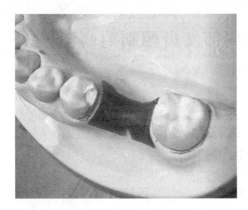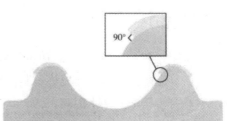

**图 3 - 17 - 4　模型衬垫**

（2）模型填倒凹（图 3 - 17 - 5）：首先，根据观测线的指示，使用加热的蜡刀在需要填除的倒凹部位加蜡，填除模型上的不利倒凹。然后，用蜡刀头平行于就位道方向进行修整，除去多余的蜡。

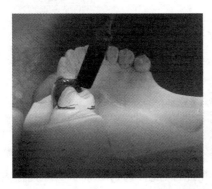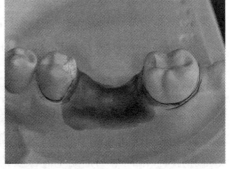

**图 3 - 17 - 5　用蜡刀填倒凹**

（3）标记卡环位置（图 3 - 17 - 6）：在卡环设计线下方用蜡，形成垂直的卡环台阶，可以将卡环的设计位置从工作模型上精确地转移到耐高温模型，从而避免耐高温模型的重新观测。

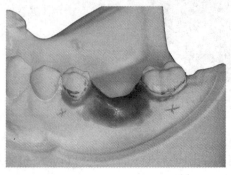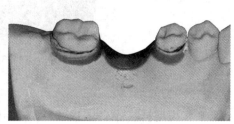

图 3 - 17 - 6　标记卡环位置

## 实验十八　肯氏Ⅲ类可摘局部义齿翻制耐高温模型

### 【目的要求】

1. 了解带模铸造的操作过程，初步掌握带模整体铸造的铸模复制方法。
2. 了解高温耐高温模型与复模材料的组成及理化性质。
3. 熟悉带模铸造的基本原理。

### 【实验内容】

1. 教学石膏模型上做义齿支架设计，示教磷酸盐耐高温模型的复制方法。
2. 完成磷酸盐耐高温模型（refractory model）的灌制。

### 【实验器材】

1. 肯氏Ⅲ类（下颌第一磨牙）缺失的石膏工作模型。
2. 硅橡胶印模材料、磷酸盐包埋料、量筒、天平、蜡刀、橡皮碗、调拌刀、振荡器、烘箱等。

### 【方法步骤】

1. 翻制硅橡胶阴模（图 3 - 18 - 1）：对完成牙体预备后的下颌第一磨牙缺失模型，利用硅橡胶翻制阴模。取两平勺油泥型硅橡胶相互混合，混合均匀后置于 1/4 托盘内，在𬌗面窝沟及支托窝部分可以注射轻体材料，然后制取硅橡胶阴模。

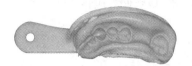

图 3-18-1　制取硅橡胶阴模

2. 灌制耐高温模型:获得硅橡胶阴模以后,我们需要用耐高温材料灌注一个耐高温模型用于金属支架的制作。

(1) 阴模的准备(图 3-18-2):耐高温材料注入之前,硅橡胶阴模托盘外缘用硅橡胶材料进行围模,然后用压缩空气吹干,以防过多的水分影响耐高温材料的凝固。同时,使用表面张力去除剂对阴模进行处理,然后用压缩空气把表面重新吹干。

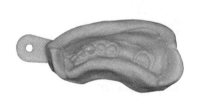

图 3-18-2　阴模准备

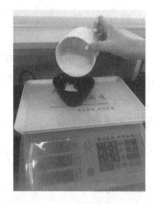

图 3-18-3　称量耐高温材料

(2) 调拌耐高温材料(图 3-18-3):调拌前要确保调拌容器和工具的清洁。必须准确按照厂家给定的粉和稀料配比,按照包装上标好的配比准确称量。用量筒量取液体,天平称量粉体,混合后的耐高温材料先用调拌刀调拌 15 s 达到完全湿润后在真空搅拌机中调拌 60 s。

(3) 灌注耐高温模型(图 3-18-4):打开振荡器,以防注入的耐高温材料含气泡,但注意不要把振荡频率调到高频,将耐高温材料从牙弓

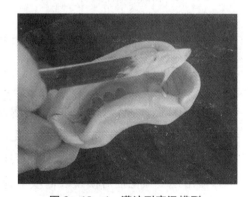

图 3-18-4　灌注耐高温模型

一侧开始注入,当鞍基和腭区包埋料灌注后,关闭振荡器,用耐高温材料将阴模完全灌满。然后将阴模静置,在固化过程中避免任何颤动,否则容易导致裂纹产生。

3. 脱模及模型修整:待耐高温材料凝固以后,将耐高温模型从阴模中脱出,然后利用打磨机修整模型形态。修整后的模型表面还不够结实,我们还需要对耐高温模型的表面加以处理。首先,将耐火模型放入干燥箱中烘干,一般置于温度为 250 ℃的干燥箱

中 45～60 min,也可以在 70～80 ℃条件下缓慢干燥。当表面的水分完全蒸发后,模型呈现轻微棕色。

👉 注意事项:

1. 注入复模材料以及灌注耐火材料时,应在振荡器上由高处流向低处,防止形成气泡,保证耐火材料模型的质量。

2. 复制的耐火模型应完整、准确、清晰。

# 实验十九　肯氏Ⅲ类可摘局部义齿蜡型制作

## 【目的要求】

1. 初步掌握带模铸造支架蜡型的制作方法。
2. 熟悉可摘局部义齿支架各部分的制作要求。

## 【实习内容】

肯氏Ⅲ类(左下颌第一磨牙)缺失可摘局部义齿支架的蜡型制作。

## 【实验器材】

1. 肯氏Ⅲ类(左下颌第一磨牙)缺失可摘局部义齿支架耐高温模型。
2. 蜡刀、蜡匙、铅笔、酒精灯、喷灯。
3. 网纹蜡、蜡线条、网状蜡、预成卡环蜡型。

## 【方法步骤】

1. 转移设计:蜡型制作前,先将耐高温模型预热后浸入 25 ℃的表面硬化剂中,表面硬化剂的成分会渗入热的耐高温模型表面下 3 mm,使得表面能碰耐划。也可以使用模型强化剂对模型表面喷上薄薄的一层,或者至少对基牙进行强化(图 3-19-1)。然后用 HB 铅笔将工作模型上的义齿支架外形线转移到耐高温模型上(图 3-19-2)。

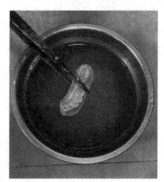

图 3-19-1　对模型进行表面强化

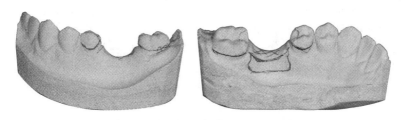

图 3-19-2　转移设计图到模型上

2. 蜡型制作：采用预成件组合法与滴蜡法相结合。

（1）基托固位网成形（图 3-19-3）：切取适当大小的网状蜡（厚度 1 mm）或者自行雕刻呈圈形的蜡粘固在缺隙牙槽嵴上的基托固位网的位置。网状蜡的边缘要切修清楚，在模型准备的时候我们已经画了牙槽嵴中线，网状蜡只允许稍稍超出牙槽嵴中线，不超过衬垫区域，否则该部位可能对排牙有一定的阻碍或者是在人工牙龈中隐隐可见。但如果尺寸过小，则在咀嚼负荷的作用下，基托会发生断裂。

（2）𬌗支托成形（图 3-19-4）：按照设计位置，使用滴蜡法形成𬌗支托，熔蜡适量滴入支托凹，修整使其呈三角形，底部勺状，厚为 1～1.5 mm，近卡环体处较宽厚，但不影响咬合。滴蜡形成邻面板并与蜡网相连。

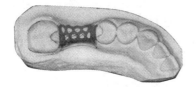

图 3-19-3　基托固位网成形

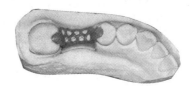

图 3-19-4　𬌗支托成形

（3）卡环蜡型成形（图 3-19-5）：将预成卡环臂于酒精灯火焰上烘软，按设计卡环托台位置环绕贴于基牙上，在卡环臂肩末端截断，以少许熔化蜡使其呈钝角与𬌗支托相连接。铸造卡臂的横截面为半圆形或上薄、下厚的半个雨滴形，卡臂的厚度和宽度之比为1∶2。颊侧固位臂为锥形，卡臂尖宽 0.8 mm、厚 0.5 mm，向卡体处逐渐变粗，卡体处宽1.5 mm、厚 0.8 mm。舌侧对抗臂的卡臂尖和卡体宽 1.5 mm、厚 0.8 mm。

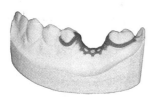
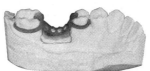
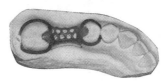

图 3-19-5　卡环蜡型成形

（4）舌侧金属基托蜡型成形（图 3-19-6）：采用铺蜡法形成基托外形。切取适当大小的网纹蜡在画线范围内铺展形成舌侧基托，网纹蜡与蜡网连接处需与内台阶线错开，最好位于内台阶线偏牙槽嵴一侧。用蜡线条在舌侧基托远离牙槽嵴处做外台阶线，注意与内台阶线略错开。基托边缘线须封闭，略圆钝并稍增厚。

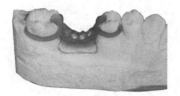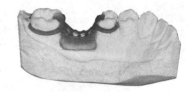

**图 3 - 19 - 6　舌侧金属基托蜡型成形**

（5）卡环臂、连接体等部位用喷灯喷光亮，安插铸道（图 3 - 19 - 7）；制作完成后要仔细检查熔模的各个部分，不应出现熔模与耐高温模型之间的脱离。卡环必须保持原有的形状，不能被压扁或被划伤，卡环的尖部应均匀逐渐变细。铸道应固定在蜡型上较厚的部位，固定部位应该加粗加固，避免局部收缩，铸道应呈长幅射状、有圆钝的转角。

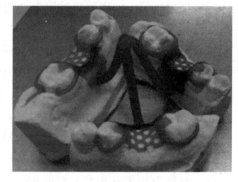

**图 3 - 19 - 7　抛光并安插铸道**

👉 注意事项：

1. 蜡型表面光滑、圆钝，无毛边缺损，紧贴于模型上。
2. 卡环臂、卡环体与基牙的接触面积大而密贴，内扁外圆。
3. 在金塑结合处应形成直角肩台（内外终止线）。
4. 各部分连接应牢固、平整，外形与相应部位相适应，保持模型清洁，避免损坏模型。
5. 各部分蜡型的边缘处要用蜡严密封闭。

# 实验二十　肯氏Ⅲ类可摘局部义齿支架就位、打磨抛光

## 【目的要求】

初步掌握整体铸件的喷砂、打磨及抛光技术。

## 【实习内容】

肯氏Ⅲ类可摘局部义齿铸件的打磨与抛光。

## 【实验器材】

左下颌第一磨牙缺失可摘局部义齿铸造支架，打磨机、砂片、各种类型的砂石针、橡皮轮、布轮或绒轮、抛光粉等。

## 【方法步骤】

1. 切除铸道(图 3 - 20 - 1)：将左下颌第一磨牙缺失可摘局部义齿铸造支架，铸件先用砂片去除铸道，用砂石磨除铸道残余部分，注意不能用切断钳切断。仔细检查铸件上有无金属小瘤，如有可用球钻、裂钻磨除。

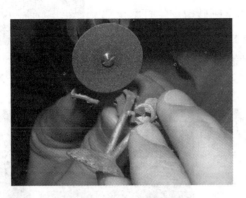

图 3 - 20 - 1 切除铸道

2. 喷砂(图 3 - 20 - 2)：支架合金在铸造后，表面会形成一层非常坚硬的氧化膜，喷砂利用压缩空气的压力使喷枪嘴中喷出金刚砂(碳化硅)冲刷铸件的表面，去除表面的氧化膜和黏附的包埋料。对于钴基合金，通常使用粒度为 250 $\mu$m 的氧化铝在 4～6 个的大气压下进行，喷砂时应经常转动铸件，使各个面能冲刷均匀，同时必须控制好空气压强，铸件离喷嘴的距离应为 8～10 cm。

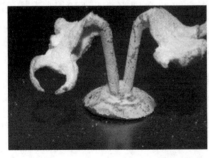 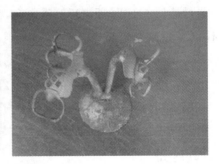

图 3 - 20 - 2 喷砂前后

3. 磨平与磨光：能使铸造固位体和支架具备良好的形态，厚薄合适，边缘圆钝，表面光滑，达到舒适、美观、易清洁、抗氧化的目的。

(1) 磨平(图 3 - 20 - 3)：系利用各种磨平器材在一定的压强和速度下，消除被磨物不平整表面的过程。根据铸件表面曲度，选用形状和硬度不同的磨石和金刚砂橡皮轮，或将各种粗细不同的砂纸(布)卷裹在夹轴或裂钻上，对铸件表面进行磨削。将稍厚或稍宽部分磨去，粗糙部分磨平，形态磨好。可将磨平后的铸件放到模型上试合，用小磨石尖磨去组织面的金属小瘤和妨碍就位的部分，除此之外组织面不能进行打磨。

打磨应遵循顺着同一个方向打磨,让粗磨后的表面纹理均匀、整齐。打磨过程中应注意及时浸水降温,以避免打磨过程中产生的热量使支架变形。

(2)磨光(图3-20-4):必须在磨平的基础上进行。磨光铸件主要采用金刚砂橡皮轮打磨全部表面,最后用干的布轮擦上磨光绿粉($Cr_2O_3$,适用于高熔合金)进行抛光,使表面光亮。

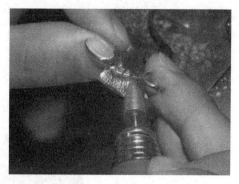

图3-20-3 砂石磨平

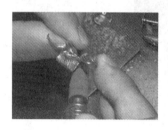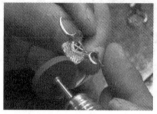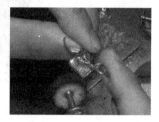

图3-20-4 磨光

4.电解抛光:亦称电化学抛光,是利用化学动力学作用的原理。可用于铬镍不锈钢、钴铬合金等的磨平后铸件。通过金属电离反应,以金属表面的溶解来代替机械加工微小精细的磨削,从而提高金属表面的光洁度。

(1)将电解槽内的电解液先加温至50~60 ℃。

(2)悬挂铸件于正极,通电后产生电解,被溶解的金属形成一层黏性薄膜,覆盖在铸件高低不平的表面,突起部分覆盖膜薄,电阻小,电流密度大而迅速溶解,渐趋平坦,凹陷部分覆盖膜较厚,溶解较慢,最后金属表面形成平整光滑。

(3)电流密度调至150~400 mA/cm²,经5~15 min 即可完成电解抛光。

(4)从电解槽内取出铸件,用热水清洗干净。

(5)可将电解抛光后铸件,放入10%的氢氧化钠溶液(70~80 ℃)中处理10 min,以中和残留的电解液。

5.试戴(图3-20-5)

(1)按支架就位道方向将其戴入患牙,戴入应稍有阻力,但不能强行戴入,否则易引起支架变形。如不能就位,应仔细检查,找出原因后对症处理。可以使用薄印蓝纸衬于组织面,或者喷涂高点指示剂后再尝试戴入,印蓝纸磨除支架上有蓝色标记的位置,高点指示剂则磨除指示剂颜色被蹭掉的部分。磨改时,一次不要磨除过多,要少量多次,否则将影响固位力以及边缘密合度。

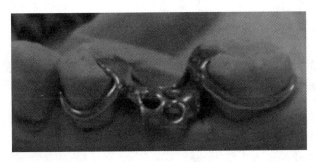

图 3 - 20 - 5　试戴

（2）用镊子检查支架有无翘动等现象，如有应找出原因，予以相应处理，严重者应重新制作。

（3）用咬合纸检查咬合关系，如有早接触可进行调𬌗。

6. 支架就位的要求

（1）卡环和基托分别与牙体和黏膜紧密贴合，连接体部位不压迫牙龈。

（2）支架边缘伸展适中。

（3）支架固位良好，无翘动、弹跳等现象。

（4）咬合关系正常，无早接触点。

（5）表面高度磨光。

# 实验二十一　肯氏Ⅲ类可摘局部义齿排牙

## 【目的要求】

1. 熟悉可摘局部义齿排牙和蜡型制作基本方法。

2. 掌握排牙的原则和要求。

## 【实习内容】

1. 在已制作好铸造支架的左下颌第一磨牙缺失的模型上排列义齿人工牙。

2. 制作义齿颊侧基托蜡型。

## 【实验器材】

1. 左下颌第一磨牙缺失石膏工作模型、对颌模型、左下颌第一磨牙缺失可摘局部义齿铸造支架。

2. 左下颌第一磨牙树脂人工牙、蜡刀、蜡匙、酒精灯、喷灯、基托蜡片、钨钢磨头、慢速直手机、咬合纸。

【方法步骤】

1. 检查模型的咬合关系,𬌗支托及卡环的位置应合乎要求,不妨碍咬合。用蜡将试戴合适的支架固定于模型上(图3-21-1)。

2. 根据缺隙的近远中宽度(与缺隙相邻余留牙邻面间距离)、𬌗龈高度和邻牙大小,选择适当大小的树脂人工牙(图3-21-2)。

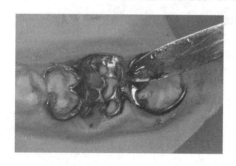 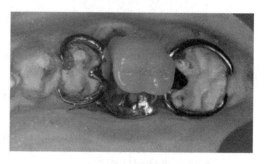

图3-21-1　固定支架于模型上　　　　　图3-21-2　选择人工牙

3. 排列人工牙(图3-21-3、图3-21-4):将人工牙放入缺隙内比试。由于𬌗支托及卡环连接体的存在,为了使人工牙能够在缺隙内就位,首先要根据𬌗支托及卡环连接体的阻挡部位磨改人工牙的近、远中邻面和盖嵴部以适合缺隙,使人工牙与卡环的卡体、𬌗支托和连接体嵌合。再根据与对颌模型的咬合关系调整人工牙的𬌗面高度,用基托蜡将人工牙固定。然后用咬合纸检查人工牙咬合接触并调𬌗,达到正中𬌗广泛多点接触,前伸、侧方无咬合干扰。

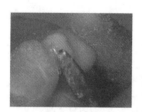 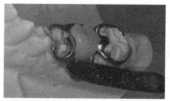 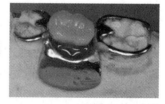

图3-21-3　调改并滴蜡固定人工牙

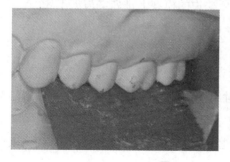 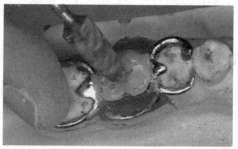

图3-21-4　检查并调整咬合

4. 制作基托蜡型

(1) 用蜡匙将熔化的基托蜡填在人工牙与模型的结合处、人工牙的牙根部位以及标出的组织倒凹内,并使填上的蜡与周围的模型表面移行。

(2) 用蜡刀切出比颊侧基托伸展范围稍大的 2 mm 厚基托蜡片,将其在酒精灯上烤软后铺在模型上画出的基托部位,用手指挤压使之与模型贴实。然后根据画出的基托边缘线位置,将多余的蜡片切除。用热蜡匙将基托蜡的边缘与模型组织面封牢。

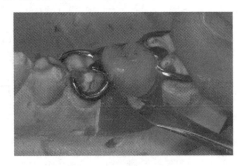

(3) 参照邻牙龈缘的形态位置,用蜡刀在人工牙颊侧与牙面约呈 45°,形成牙龈缘修整。后牙舌侧在𬌗缘下 2 mm 处切除多余的蜡片,并使蜡基托与人工牙移行。

(4) 用蜡刀雕刻蜡基托磨光面外形。参考对侧同名牙颊侧牙槽骨形态,在人工牙颊侧的牙根部雕出外形,颊侧蜡基托磨光面形成凹面(图 3 - 21 - 5)。

图 3 - 21 - 5  雕刻颈缘线

(5) 去除人工牙和石膏牙上的残蜡,检查咬合关系,在蜡型制作过程中人工牙应无变位,蜡基托应不妨碍咬合。最后用蜡刀精修使基托外形平整,再用喷灯将蜡型表面抛光(图 3 - 21 - 6)。

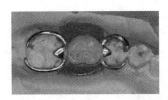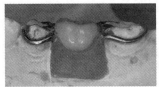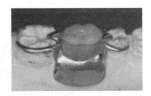

图 3 - 21 - 6  修整并抛光基托外形

☞ 注意事项:

1. 人工牙不合适时,应适当磨改盖嵴部,使之与缺隙部的牙槽嵴形态吻合,且不受支架阻挡。

2. 注意排牙、铺蜡时不要使卡环移位。

3. 连接体应包埋在基托内。

# 实验二十二  上颌无牙颌个别托盘技术

## 【目的要求】

1. 熟悉上颌无牙颌的解剖标志。

2. 了解上颌无牙颌的二次印模法。

3. 掌握上颌无牙颌个别托盘的制作方法。

## 【实习内容】

1. 上颌无牙颌初模型画线。

2. 上颌无牙颌个别托盘制作。

## 【实验器材】

1. 标准上颌无牙颌模型、红蓝铅笔。

2. 基托蜡、酒精灯、蜡刀、蜡匙、齿科分离剂、光敏树脂片、光固化灯箱。

3. 慢速直手机、钨钢磨头。

## 【方法步骤】

1. 初模型画线(图 3 - 22 - 1)

(1) 检查初模型:要求初模型很好地显示与上颌全口义齿制作相关的解剖标志和边缘形态。

(2) 初模型修整:使初模型边缘有宽度为 4~5 mm 的石膏围堤,边缘沟槽部深度均为 2 mm。

(3) 初模型画线:先用红色铅笔在初模型上沿黏膜转折处画出基托最大伸展边缘线,然后用蓝色铅笔画出个别托盘的范围,通常比基托最大伸展范围向牙槽嵴一侧缩小 2 mm,但上颌后缘需延长到腭小凹后 4 mm。

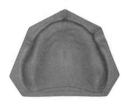 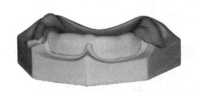 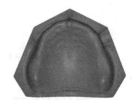

**图 3 - 22 - 1　上颌模型画线**

2. 个别托盘制作

(1) 初模型表面铺蜡、填倒凹(图 3 - 22 - 2):用一层红色基托蜡铺贴于模型上,边缘沿红色个别托盘边缘线去除多余蜡片。检查模型是否还有过大倒凹,特别是在前牙唇侧和两侧上颌结节处,如有,还需要用蜡填补倒凹。防止硬化后的个别托盘在取下时损坏模型,托盘边缘进入倒凹,也容易在患者口内取模时造成软组织的压痛和损伤。

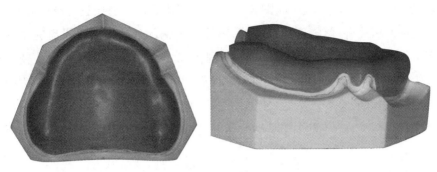

图 3-22-2　模型铺蜡

（2）初模型上铺光固化树脂片（图 3-22-3 至图 3-22-5）：将约 2 mm 厚的光固化树脂片铺于模型上，轻压使其与模型贴合，覆盖范围同铺蜡；上颌首先应对腭穹隆部分成形，加压时各部位的压力不能过大以免压薄树脂片。将树脂片良好地贴合在模型上后，用手术刀去除铺蜡范围外多余的光固化树脂材料；这里不需要精确修改到托盘的边界，可以通过最终的打磨处理准确完成托盘的边缘。用剩余树脂片捏制一个手柄，手柄的尺寸、位置和方向应与中切牙相似，以防止制取印模时推挤唇部；将托盘与模型一起放入光固化灯箱中固化 5 min。

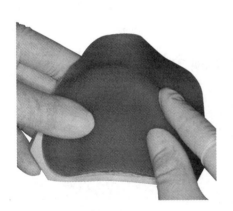

图 3-22-3　铺光敏树脂片

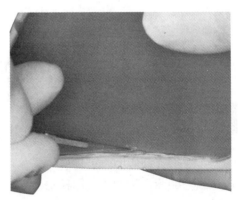

图 3-22-4　沿蓝色边缘线去除多余材料

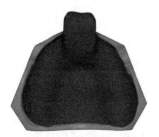

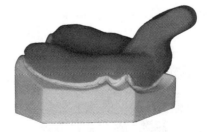

图 3-22-5　制作手柄

（3）打磨和抛光（图 3-22-6、图 3-22-7）：固化后将个别托盘与模型分离，去除牙槽嵴顶及唇侧的蜡片，保留腭部的部分蜡片，注意手柄部分的树脂还没有完全固化。将个别托盘组织面朝上再次放入光固化灯箱中固化，确保树脂托盘完全固化。使用粗砂轮或钨钢磨头进行粗打磨，应几乎打磨到标志线处。边缘打磨的时候，磨头与边缘应呈直角，以保证托盘边缘的厚度。然后，使用细磨石对个别托盘进行抛光处理。用砂纸卷磨光并将边缘打磨圆钝，任何部位都不能残留粗糙或者尖锐的棱角。最终，完成个别托盘制作。

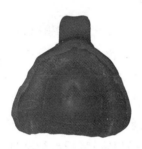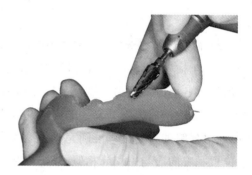

图 3-22-6 　去除组织面部分蜡片　　　　图 3-22-7 　修整托盘边缘

# 实验二十三　　下颌无牙颌个别托盘技术

## 【目的要求】

1. 熟悉下颌无牙颌的解剖标志。

2. 了解下颌无牙颌的二次印模法。

3. 掌握下颌无牙颌个别托盘的制作方法。

## 【实习内容】

1. 下颌无牙颌初模型画线。

2. 下颌无牙颌个别托盘制作。

## 【实验器材】

1. 标准下颌无牙颌模型、红蓝铅笔。

2. 基托蜡、酒精灯、蜡刀、蜡匙、齿科分离剂、光敏树脂片、光固化灯箱。

3. 慢速直手机、钨钢磨头。

## 【方法步骤】

1. 初模型画线(图 3-23-1、图 3-23-2)

(1)检查初模型:要求初模型很好地显示与下颌全口义齿制作相关的解剖标志和边缘形态。

(2)初模型修整:使初模型边缘有宽度为 4~5 mm 的石膏围堤,边缘沟槽部深度均为 2 mm。

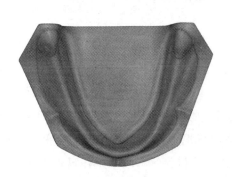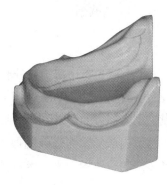

图 3-23-1 画义齿边缘线

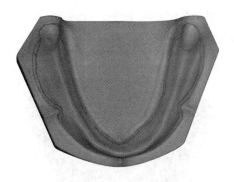

图 3-23-2 画个别托盘边缘线

(3)初模型画线:先用红色铅笔画出磨牙后垫区边缘,颊侧避开磨牙后垫区根部的肌腱膜,向前在颊棚区最靠内的地方画线,继续向前避开颊系带和唇系带。舌侧下颌舌骨嵴起自磨牙后垫舌侧的中心点,在该点后大约 2 mm,在下颌舌骨肌嵴下方 2~3 mm 画线,向前抵达"S"形曲线的转折点,继续向前,沿最凸出部分直达舌系带,避让舌系带。红色铅笔画出基托最大伸展边缘线,然后用蓝色铅笔向牙槽嵴一侧缩小 2 mm,画出下颌个别托盘边缘线,后缘盖过磨牙后垫。

2. 个别托盘制作

(1)初模型表面铺蜡、填倒凹(图 3-23-3):用一层红色基托蜡铺贴于模型上,边缘沿蓝色个别托盘边缘线去除多余蜡片。检查模型是否还有过大倒凹,特别是在前牙唇侧和两侧下颌磨牙后垫舌侧处,如有,还需要用蜡填补倒凹。

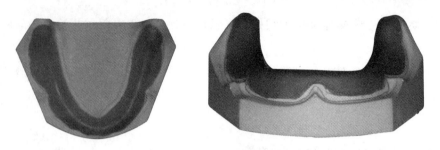

图 3-23-3　模型铺蜡

(2) 初模型上铺光固化树脂片(图 3-23-4):将约 2 mm 厚的光固化树脂片铺于模型上,轻压使其与模型贴合,覆盖范围同铺蜡。同上颌光固化树脂铺贴一样,保证树脂良好地贴合在模型上后,用手术刀去除铺蜡范围外多余的光固化树脂材料。下颌铺贴树脂片时应当注意适当增加舌侧边缘的厚度,为临床磨改缓冲该部位提供空间,可在制作时将舌侧边界多余的材料卷起来或者额外添加一些材料。下颌个别托盘由于面积小,又有舌头的阻挡,在取模时不容易扶持,难以保证托盘稳固;因此常规在双尖牙区利用多余的一些基托材料捏成方块,形成指压点,方便后期取模时食指和中指按压于上方保持托盘稳定不移动。最后,仍然是用剩余树脂片捏制一个手柄,安放托盘柄的位置和方向不能干扰或妨碍患者口唇的运动。将托盘与模型一起放入光固化灯箱中固化 5 min。

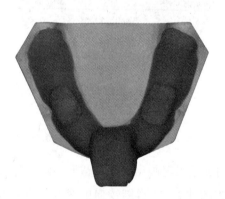

图 3-23-4　制作手柄和指压点

(3) 打磨和抛光(图 3-23-5、图 3-23-6):固化后将个别托盘与模型分离,保留牙槽嵴顶区域的蜡片,去除颊舌侧多余蜡片,注意手柄部分的树脂还没有完全固化。我们将个别托盘组织面朝上再次放入光固化灯箱中固化,确保树脂托盘完全固化。使用钨钢磨头调改和修整基托边缘使之光滑圆钝,打磨要求和上颌个别托盘相同,由粗到细,保证不残留粗糙和尖锐棱角。

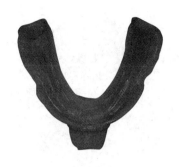

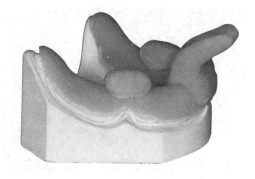

图 3 - 23 - 5　去除组织面部分蜡片　　　　图 3 - 23 - 6　完成的下颌个别托盘

# 实验二十四　上颌全口义齿蜡殆堤制作

## 【目的要求】

1. 掌握全口义齿上颌暂基托制作方法。

2. 掌握全口义齿上颌蜡殆堤的制作方法和要求。

## 【实习内容】

1. 在上颌无牙颌工作模型上制作暂基托。

2. 在上颌无牙颌工作模型的暂基托上制作蜡殆堤。

## 【实验器材】

1. 上颌无牙颌石膏工作模型、铅笔。

2. 基托蜡片、蜡刀、蜡匙、酒精灯、光固化树脂片、光固化灯箱、慢速直手机、钨钢磨头、游标卡尺。

## 【方法步骤】

1. 制作暂基托

(1) 石膏模型画线(图 3 - 24 - 1):用铅笔在上颌无牙颌石膏工作模型上画出暂基托边缘线,边缘伸展到唇颊侧黏膜转折处,避让唇颊系带,上颌后缘延长到腭小凹后 2 mm。

① 标记切牙乳头中点,将切牙乳头中点前 8 mm 作为排列前牙唇侧面的标志。

② 标记第一前磨牙大概位置(第一对腭皱襞后方近颊系带处)和第一磨牙大概位置(上颌结节前方处),左右两侧分别连线并延伸至模型两侧后部。

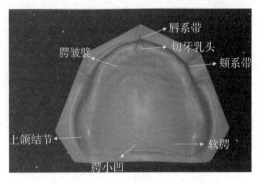

图 3-24-1　模型画标志点和线

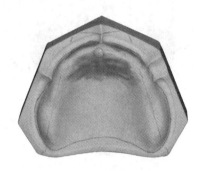

图 3-24-2　模型填倒凹

（2）石膏模型处理

① 填倒凹（图 3-24-2）：用基托蜡覆盖石膏工作模型的组织倒凹和不规则形态，主要包括前部牙槽嵴的唇侧、腭皱区、上颌硬区和上颌结节颊侧。注意蜡要有一定厚度，做到填满倒凹，可以从预期的暂基托脱位方向上俯视观察模型来确定倒凹是否填够。

② 制作暂基托（图 3-24-3）：将光固化树脂片按压于模型上，厚度约 2 mm，轻压使其与模型贴合，边缘伸展至边缘画线处。同上颌个别托盘制作一样，首先应对腭穹隆部分成形，将树脂片良好地贴合在模型上后，用手术刀切除画线外多余的材料。由于光敏基托材料和蜡的结合力较差，需要在牙槽嵴顶区制作蜡堤固位形，可以用刀片修整成鱼鳞状，也可以用棉签扎孔，然后在光固化灯箱中固化 5 min。

③ 修整暂基托：将固化后的暂基托从模型上取下，使用慢速直手机安装钨钢磨头打磨修整暂基托的锐利边缘，抛光备用。

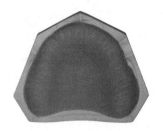
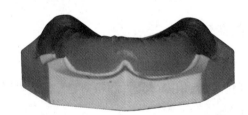

图 3-24-3　制作暂基托

2. 制作蜡堤

① 制作蜡条（图 3-24-4、图 3-24-5）：红色基托蜡片在酒精灯上加热烤软，反复折叠卷成 8～10 mm 宽的蜡条，参考石膏终模型形态，将烤软的蜡条弯成与颌弓形态一致的弓形，按压在暂基托上牙槽嵴顶的位置，加热蜡匙将颌堤底部与上颌暂基托烫实，用玻璃板压制表面形成从前方微斜向上后方的平面，蜡刀切除远中过长的部分，形成 45°斜坡状。

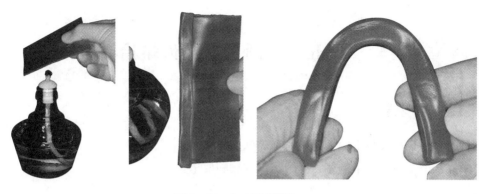

图 3 - 24 - 4　弯制蜡堤

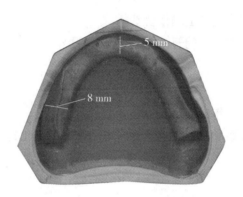

图 3 - 24 - 5　固定蜡堤

② 确定蜡堤宽度和高度(图 3 - 24 - 6):用蜡刀修整蜡颌堤宽度,要求前牙区约 5 mm,后牙区约 8 mm,上颌蜡堤后部修成 45°角的斜坡状,距离暂基托后缘 8 mm;蜡堤完成后从唇系带根部测量上颌弓𬌗平面高度约为 22 mm,在上颌结节部位,上牙𬌗堤在后牙区翼上颌切迹处高度为 5 mm。

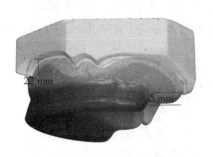

图 3 - 24 - 6　上颌蜡堤外形

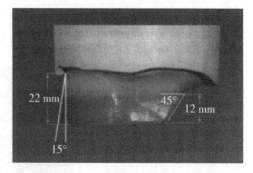

图 3 - 24 - 7　确定蜡堤宽度和高度

③ 确定前牙区𬌗堤唇面突度:𬌗堤中央处的唇面应位于切牙乳突中点前 8 mm,唇侧突度平齐模型前部画线,从尖牙到尖牙,蜡𬌗堤以大约 15°向唇侧倾斜(如图 3 - 24 - 7)。

# 实验二十五  下颌全口义齿蜡殆堤制作

## 【目的要求】

1. 掌握全口义齿下颌暂基托制作方法。
2. 掌握全口义齿下颌蜡殆堤的制作方法和要求。

## 【实习内容】

1. 在下颌无牙颌工作模型上制作暂基托。
2. 在下颌无牙颌工作模型的暂基托上制作蜡殆堤。

## 【实验器材】

1. 下颌无牙颌石膏工作模型、铅笔。
2. 基托蜡片、蜡刀、蜡匙、酒精灯、光固化树脂片、光固化灯箱、慢速直手机、钨钢磨头、游标卡尺。

## 【方法步骤】

1. 制作暂基托

（1）石膏模型画线：在模型上标记磨牙后垫，将磨牙后垫 1/2 高点线标记在模型侧壁（殆平面的参考标志）。在双侧后牙区平分颊舌侧牙槽嵴顶的中份处画线，并延伸至模型两侧后部，作为排列后牙的参考标志。前牙区在平分唇舌侧牙槽嵴顶的中份处画线，作为排列前牙的参考标志。然后用铅笔在下颌无牙颌石膏工作模型上画出暂基托边缘线，边缘伸展到唇颊侧黏膜转折处，避让唇颊系带，后缘盖过磨牙后垫 1/2 或全部。

（2）石膏模型填倒凹（图 3-25-1）：用基托蜡覆盖石膏工作模型的组织倒凹和不规

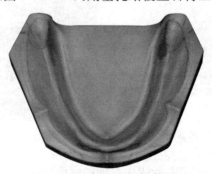

图 3-25-1  模型画线填倒凹

则形态,主要包括前部牙槽嵴的唇侧、磨牙后垫舌侧。注意蜡要有一定厚度,做到填满倒凹,可以从预期的暂基托脱位方向上俯视观察模型来确定倒凹是否填够。

(3)制作暂基托(图 3-25-2):将光固化树脂片按压于模型上,厚度约 2 mm,轻压使其与模型贴合,边缘伸展至边缘画线处,用手术刀切除画线外多余的材料,同样在牙槽嵴顶区制作一些辅助固位,保证蜡堤和基托结合,然后在光固化灯箱中固化 5 min。

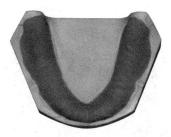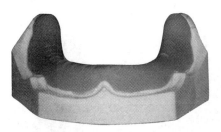

图 3-25-2 制作暂基托

(4)修整暂基托:将固化后的暂基托从模型上取下,使用慢速直手机安装钨钢磨头打磨修整暂基托的锐利边缘,抛光备用。

2. 制作蜡𬌗堤(图 3-25-3、图 3-25-4)

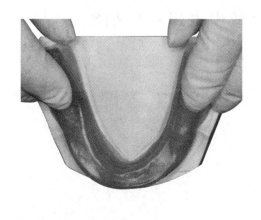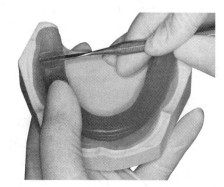

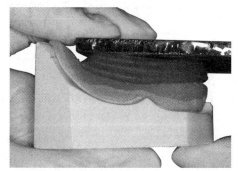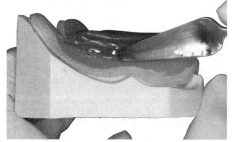

图 3-25-3 制作下颌蜡堤

(1)制作蜡条:将红色基托蜡片在酒精灯上加热烤软,反复折叠卷成 8~10 mm 宽的蜡条,参考石膏模型画线,将烤软的蜡条弯成与颌弓形态一致的弓形,按压在暂基托上牙槽嵴顶的位置,蜡刀切除远中过长的部分,加热蜡匙将殆堤底部与下颌暂基托烫实。

(2) 确定蜡堤宽度和高度:用蜡刀修整蜡颌堤宽度,要求前牙区约 3~5 mm,后牙区约 8~10 mm。蜡堤完成后从前庭沟底测量下颌弓殆平面高度约为 18 mm,在磨牙后垫区,下颌蜡堤殆平面高度平齐磨牙后垫1/2。

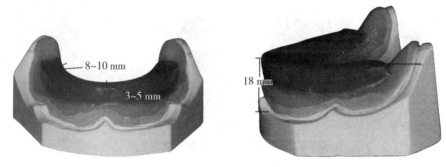

图 3‐25‐4 下颌蜡堤外形

# 实验二十六 全口义齿上平均值殆架

## 【目的要求】

1. 熟悉 YDM 平均值殆架。
2. 了解下颌无牙颌的二次印模法。
3. 掌握下颌无牙颌个别托盘的制作。

## 【实习内容】

1. 下颌无牙颌初模型画线。
2. 下颌无牙颌个别托盘制作。

## 【实验器材】

1. YDM 平均值殆架、可动式咬合平面板、上下无牙颌模型、带有蜡堤的上下颌暂基托。
2. 零膨胀石膏、调拌刀、调拌碗。

## 【方法步骤】

上殆架是将带有上下殆托的上下模型用石膏固定在殆架上,以便保持上下模型间的高度和颌位关系。通过把医师做好咬合关系记录的模型固定在殆架上，就可以在口外模拟患者的实际情况，方便排牙和调整咬合，使在口外完成的全口义齿戴入口中能够符合或接近患者的实际情况。

1. 殆堤准备（图3-26-1）：上下殆托形成后，将上下殆托置于口中，以蜡刀刻画一些标志线，包括中线、尖牙线等，临床上是以硅橡胶咬合记录来固定上下颌关系，在本实验中我们就以对位上下颌标记线来复位咬合关系。模型上殆架前先在底面的前缘正中和后缘两侧分别磨出三条定位凹槽。定位槽长约5 mm，宽和深各3 mm。磨出定位槽后，在模型底面及定位槽内涂布一薄层凡士林作为分离剂。

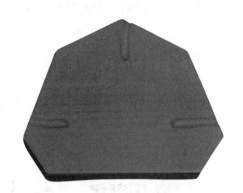

图3-26-1 模型准备

2. 检查平均值殆架（图3-26-2）：将铁片吸附于模型底座上，检查切导针与切导盘接触，关闭正中锁，上紧各部分螺丝。

3. 上颌模型上殆架（图3-26-3至图3-26-4）

（1）将下颌模型底座取下，安装可动式咬合平面板。

（2）将带有暂基托的上颌模型放置于平面板上，前牙蜡堤唇侧平齐于平面板前缘标记线，中线对准切导针，用胶枪（蜡）固定模型和平面板。

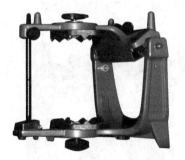

图3-26-2 YDM平均值殆架

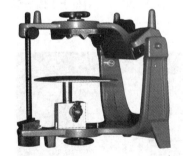

图3-26-3 安装可动式咬合平面板

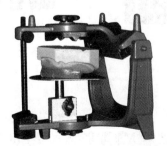

图3-26-4 上颌模型上殆架

（3）抬起𬌗架的上𬌗体，调拌零膨胀石膏，分别堆砌在上颌模型底面和上𬌗体的架环上。放下上𬌗体使切导针与切导盘接触，在石膏凝固前尽量修整石膏边缘，去除多余石膏。将石膏表面修整光滑，待石膏完全硬固。石膏初凝后，将上颌模型取下，在流水下以雕刀进一步修整表面，最后用砂纸在流水下打磨石膏表面使其光滑。

4. 下颌模型上𬌗架（图3-26-5至图3-26-7）

（1）翻转𬌗架，去除平面板，重新安装下颌架环。

（2）利用𬌗堤表面标记线复位下颌蜡堤及模型，重新获得上下颌咬合关系。用蜡将上下颌蜡堤连接在一起，同样调拌零膨胀石膏堆砌在下颌模型底座和下颌体的架环上，复位下颌体使切导针与切导盘接触，去除多余石膏，将石膏表面修整光滑，待石膏完全硬固。

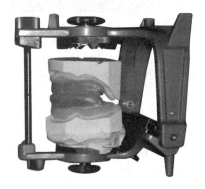

图3-26-5　对位上下颌模型

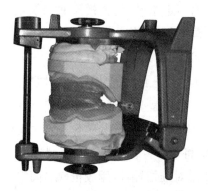

图3-26-6　下颌模型上𬌗架

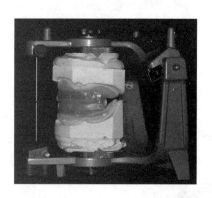

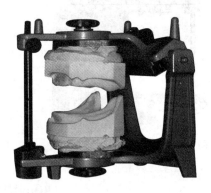

图3-26-7　完成上𬌗架

## 参考文献

于海洋.口腔活动修复工艺学[M].北京：人民卫生出版社，2014.

# 牙周病学

## 第四章

# 实验一　口腔卫生指导

## 【目的要求】

认识口腔卫生指导(oral hygiene instruction)的重要性、必要性,学会并掌握控制菌斑的方法,掌握口腔卫生宣教的方法。

## 【实习内容】

1. 讨论和讲解个体口腔卫生指导的目的、意义及内容。
2. 练习菌斑染色的方法(学生相互进行染色)。
3. 练习菌斑控制的方法:水平颤动法刷牙(Bass 法)以及牙线、牙签的正确使用。
4. 个体口腔卫生指导演示。

## 【实验器材】

1. 口腔检查盘(包括口镜、镊子、尖探针)及口杯。
2. 宣教用牙模型及牙刷。
3. 学生练习用牙刷、牙线、牙签等。
4. 镜子及菌斑显示剂。
5. 菌斑记录表。

## 【方法步骤】

1. 口腔卫生指导的目的

(1) 使患者了解口腔卫生的重要性,了解口腔卫生在牙周病的发病、预防、治疗以及疗效维护中的作用与地位,调动患者的积极性与主动性,使患者能主动配合治疗及疗效的维护。

(2) 教会患者正确保持口腔卫生的方法,使患者能保持口腔卫生,保持疗效。

2. 口腔卫生指导的内容

(1) 什么是牙周组织以及健康牙周组织的表现？什么是牙龈炎、牙周炎？患者的牙周疾病情况。

(2) 牙周疾病与口腔卫生的关系，解释菌斑、牙石的形成及危害性，口腔卫生差的危害性。必要时进行菌斑染色以加深效果。

(3) 控制菌斑在牙周疾病的预防、治疗及疗效维护方面的重要性。

(4) 控制菌斑的方法：刷牙，使用牙线、牙签、牙间隙刷、冲牙器的目的和正确的操作方法。

3. 牙菌斑染色法

常用的菌斑染色剂有：2%碱性品红，2%~5%藻红，酒石黄，1%~2.5%的孔雀绿、荧光素钠等。

(1) 用菌斑显示液（碱性品红）对牙菌斑进行染色，具体方法如下：

① 嘱患者漱口，将牙齿表面冲洗干净。

② 用蘸2%碱性品红（菌斑显示剂）的棉签对患者义齿及基牙牙面进行涂布染色，滞留1 min后嘱患者再次漱口。

③ 观察，着色区即为菌斑存在区。将观察结果记录于菌斑控制记录卡（图4-1-1），并计算出菌斑牙面的百分率。

$$菌斑牙面百分率＝（有菌斑牙面数/受检牙面数）×100\%$$

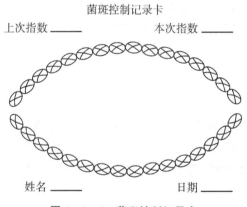

图4-1-1 菌斑控制记录卡

(2) 可以使用菌斑指示片，使用方法为：

① 刷牙并漱口后取一片菌斑指示剂放入口中，使用两侧牙齿将其嚼碎，再使用舌尖舔至全部牙面内外两侧。

② 将口中残余物吐出，并使用清水漱口。

③ 对着镜子检查口腔，牙面被染色的部分即为牙菌斑附着部位。将观察结果记录于菌斑控制记录卡（图4-1-1），并计算出菌斑牙面的百分率。

（3）评价指标：如菌斑百分率在20%以下，可认为菌斑基本被控制；如菌斑百分率小于等于10%，则已达良好目标。

4. 清除菌斑的方法：主要包括机械性措施（刷牙、牙线、牙签、牙间隙刷、龈上洁治术）和化学性措施（氯己定、酚类化合物、季铵化合物、氟化亚锡等）。

（1）刷牙：推荐采用的刷牙的方法为水平颤动拂刷法（改良 Bass 刷牙法）（图4-1-2）。

① 手持牙刷刷柄，先将刷头放置于口腔内一侧的后牙牙颈部，刷毛与牙长轴大约呈45°角，刷毛指向牙根方向（上颌牙向上，下颌牙向下），轻微加压，使刷毛部分进入牙龈沟内，部分置于牙龈上。

② 以2~3颗牙为一组开始刷牙，用短距离水平颤动的往返动作在同一个部位至少刷10次，然后将牙刷向牙冠方向转动，继续拂刷牙齿的唇（颊）舌（腭）面。

③ 刷完第一个部位之后，将牙刷移至下一组2~3颗牙的位置重新放置，注意与第一个部位保持有重叠的区域，继续进行下一个部位的刷牙。

④ 刷上前牙舌面时，将刷头竖放在牙面上，使前部刷毛接触龈缘，自上而下拂刷。刷下前牙舌面时，自下而上拂刷。

⑤ 刷咬合面时，刷毛指向咬合面，稍用力作前后短距离来回刷。

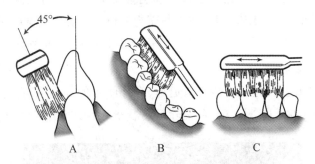

**图4-1-2 水平颤动拂刷法（改良 Bass 刷牙法）**

（2）牙线的使用：牙线最常见的使用方法有缠绕法和结圈法。

① 缠绕法：缠绕法适合于智力正常、神经肌肉协调好的青少年和成年人。应用缠绕法时，取一段45 cm长的牙线，将牙线的两端分别缠绕于左右手的中指上。绷紧牙线，拇指伸直并可轻轻接触，此时牙线在中指的距离就是牙线适当的长度。将中指、无名指和小指收拢握掌心，食指与拇指可自由活动。用食指和拇指握住牙线，使牙线绷紧，在拇指和食指之间的牙线大约有1 cm，然后引导牙线进入牙间隙，一段牙线被污染了以后，可松开中指缠绕的牙线，使用邻近的干净牙线继续清洁。

② 结圈法：结圈法适合于孩子和那些双手操作不灵活、肌肉协调性差的成年人。应用结圈法时，将牙线打成圈状，除拇指外，其他所有手指将牙线圈撑起，使牙线在两拇指或食指之间留有1 cm左右。清除不同部位的牙齿邻面菌斑，采用不同的手法，可分别使用两个拇指，两个食指、或一个拇指一个食指。清洁完一个部位，牙线脏了以后，转动牙线使用干净的。

不论是用缠绕法还是结圈法,操作牙线的基本手法是一样的。用双手的拇指或食指引导牙线进入牙齿邻接面时要将牙线轻轻放在牙齿之间,在到达接触点时做前后拉锯式动作。这种一前一后的运动使牙线变扁,易于缓慢而柔和地通过接触点,避免牙线猛地通过接触点而损伤牙龈。通过接触点后,将牙线拉向一侧包绕牙齿邻面呈"C"形,在龈沟与接触点之间,做上下刮牙齿邻面,直到听到"咯吱"声为止。牙齿邻面的两侧都要刮干净,然后再移至临近的牙间隙(图4-1-3)。

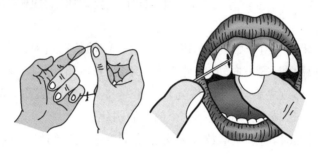

图4-1-3 牙线的使用

(3) 牙签的使用:适用于龈乳头退缩、牙间隙较大者以及根分叉病变者分叉内菌斑的清除。应选择光滑无毛刺、木质、圆形或横断面为三角形而尖端略细的牙签。

方法:将牙签放入牙间隙或者根分叉内,将侧面紧贴牙面或者根面,做颊舌向移动,通过摩擦牙面清除菌斑。

(4) 牙间隙刷的使用:适用于龈乳头退缩、有牙间隙的邻面菌斑去除,尤其是邻面不规则或者根面呈凹面的牙齿邻面菌斑的清除以及根分叉病变处菌斑的清除(图4-1-4)。

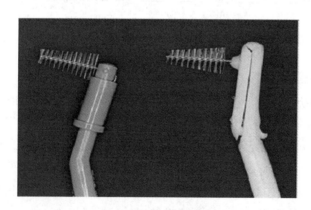

图4-1-4 牙间隙刷

方法:选用直径略大于牙间隙或者根分叉病变区的牙间隙刷,将牙间隙刷放入牙间隙或者根分叉内,做颊舌向移动,清除菌斑。

(5) 冲牙器的使用:冲牙器是用脉冲水流冲击的方式来清洁牙齿、牙缝的一种工具,主要有便携式、台式,一般冲洗压强在 0～90 PSI(磅力/平方英寸,约合 0～620.5 kPa)。

冲牙器通过泵体对水加压,可以产生 800～1 600 次/min 的超细高压脉冲水柱,设计精巧的喷嘴可以使这种高压脉冲水柱毫无障碍地冲刷到口腔任何部位,包括牙刷、牙线、牙签不大容易够到的牙缝和牙龈深处。在用餐后只要冲洗 1～3 min,就可以把牙缝里的食物残渣碎屑冲干净。冲牙器、牙签与牙线互为补充。

(6) 其他:除上述机械方法外,还有化学控制菌斑法。化学制剂必须依靠一些载体,如含漱剂、牙膏、口香糖等起菌斑控制作用。

5. 口腔卫生指导的方法:主要强调针对患者个体的宣教和指导。

(1) 讲解:要用通俗易懂的语言,必要时可边画图边讲解。

(2) 可对患者进行牙菌斑染色,与患者一起观察着色的菌斑及其分布。还可让患者刷牙后再观察未刷净的部位,以便加强宣教效果。

(3) 使用模型演示正确的刷牙方法。

(4) 在患者口腔内演示正确的刷牙方法及其他器械清除菌斑的方法(牙线、牙签、牙间隙刷的使用)。

(5) 让患者自己进行刷牙等操作,纠正其不正确之处。

☞ 注意事项:

1. 宣教时要深入浅出,注意正面宣传,多用鼓励和表扬的语言,不要指责患者。

2. 对每一位患者都要反复多次宣教,并在复诊时注意检查宣教后口腔卫生控制情况,对存在的问题进行针对性的指导。

# 实验二　牙周检查与临床资料记录

## 【目的要求】

认识健康和病理状态的牙周组织的临床表现,初步掌握牙周病的检查方法和病历书写。

## 【实习内容】

1. 教师讲解和示教牙周检查的内容和方法。

2. 同学间相互检查。

3. 有条件者观看录像。

## 【实验器材】

1. 口腔检查盘(包括口镜、镊子、尖探针)及口杯。

2. 牙周探针。

3. 菌斑显示剂。

4. 牙周炎患者 X 线片（全口牙根尖片、曲面体层片）。

## 【方法步骤】

### （一）病史采集

通过问诊获得病史。

1. 牙周病史

（1）主诉：主要症状＋部位＋时间。

（2）现病史：从发病到本次就诊时疾病的发生、发展、变化的全过程。包括起病情况、主要症状的特点、病情的发展、伴随症状、诊断和治疗经过及效果，以及其他情况。

2. 口腔病史：除牙周病史外，还应询问口腔病的既往史，记述口腔内以往健康情况如：有无脓肿、溃烂史，有无拔牙史，有无正畸史，有无手术史等。

3. 全身系统病史：全身系统病史对牙周病的诊断治疗非常重要。应特别注意询问是否有血液病、糖尿病、高血压、冠心病、风湿热、心脏病、肝炎、肾病等。并询问目前接受何种治疗，治疗已持续多长时间。还应注意询问使用抗凝药物及皮质类固醇药物治疗的剂量和时间。

### （二）牙周检查及结果记录

通过视、探、扣、扪、听及 X 线片等方法进行口腔检查。

1. 口腔卫生状况及其他局部刺激物。包括菌斑、软垢及牙石的情况。

（1）牙菌斑和软垢的检查

① 直接观察法：通过肉眼或者口镜反光检查，或用探针尖侧面划过牙面来判断。菌斑量少时薄而无色，应用气枪吹干牙面后仔细检查。

检查的结果可用菌斑指数或软垢指数来表示（图 4 - 2 - 1），并记录于牙周检查表中。菌斑结果也可以记录在菌斑控制记录卡中，并计算百分率（见本章实验一）。

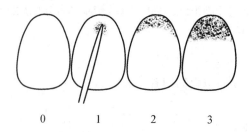

0        1        2        3

图 4 - 2 - 1  Silness 和 Loe 的菌斑指数（plaque index，PLI）

计分方法：0＝龈缘区无菌斑；1＝龈缘区的牙面有薄的菌斑，但视诊不可见，若用探针尖的侧面可刮出菌斑；2＝在龈缘或邻面可见中等量菌斑；3＝龈沟内或龈缘区及邻面有大量软垢。

②牙菌斑染色法:用菌斑显示剂涂布于牙面,漱口后检查分布范围及部位。这种方法更加客观。由 Quigley 及 Hein 所提出,并由 Turesky 等加以改良(图 4-2-2)。

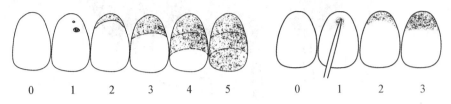

图 4-2-2 Quigley-Hein 法

计分标准:0=牙面无菌斑;1=牙颈部龈缘处有散在的点状菌斑;2=牙颈部菌斑宽度不超过 1 mm;3=牙颈部菌斑覆盖面积超过 1 mm$^2$,但在牙面 1/3 以下;4=菌斑覆盖面积在牙面 1/3 与 2/3 之间;5=菌斑覆盖面积占牙面 2/3 以上。

(2)牙石的检查:观察法,结合探针,龈下牙石通过气枪吹开牙龈有助于观察。牙石的量用牙石指数来表示。为便于检查,可以只检查 6 个牙(16、11、26、31 的唇颊面和 36、46 的舌面)来代表全口(图 4-2-3)。

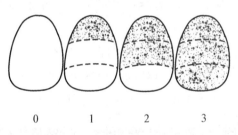

图 4-2-3 简化牙石指数(CI-S)

计分方法:0=龈上、龈下无牙石;1=龈上牙石覆盖面积占牙面 1/3 以下;2=龈上牙石覆盖面积占牙面 1/3 与 2/3 之间,或牙颈部有散在龈下牙石;3=龈上牙石覆盖面积占牙面 2/3 以上,或牙颈部有连续而厚的龈下牙石。

2. 牙龈的检查:观察游离龈、附着龈和龈乳头的正常及病理性临床表现,主要观察其色、形、质、龈缘位置、牙龈出血情况以及附着龈宽度。注意:健康的龈沟轻探时不出血,当菌斑堆积引起炎症,此时探诊检查时牙龈会出血,牙龈探诊后出血可作为牙周组织炎症的临床标志之一,也可作为判别医治效果的客观目标。临床上可用牙龈指数(GI)(图 4-2-4)和出血指数(BI)(图 4-2-5)来表示。

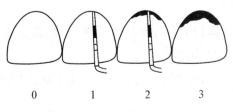

图 4-2-4 牙龈指数(GI)

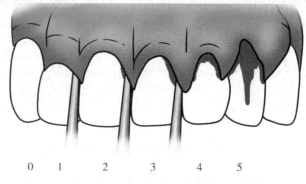

0　1　2　3　4　5

**图 4-2-5　出血指数(BI)**

GI 计分方法:0＝牙龈健康。1＝牙龈轻度炎症:牙龈的颜色有轻度改变并轻度水肿,探诊不出血。2＝牙龈中等炎症:牙龈色红,水肿光亮,探诊出血。3＝牙龈严重炎症:牙龈明显红肿或有溃疡,并有自动出血倾向。

BI 计分方法:0＝牙龈健康,无炎症及出血;1＝牙龈颜色有炎症性改变,探诊不出血;2＝探诊后点状出血;3＝探诊后出血沿龈缘扩散;4＝出血流满并溢出龈沟;5＝自动出血。

3. 牙周探诊:目的是了解牙周支持组织的丧失情况,探测牙周袋的有无、深度以及牙周附着水平。此外,还应探诊根分叉病变以及观察探诊后有无出血。

(1) 牙周探诊工具:普通牙周刻度探针或电子探针(图 4-2-6)。

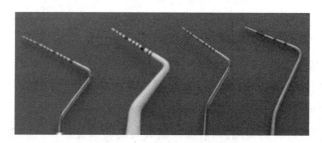

**图 4-2-6　各式牙周探针头**

(2) 探诊技术(图 4-2-7)

① 用改良握笔式握持探针。

② 以口内相邻牙的𬌗面或近切缘处的唇面作支点,也可采用口外支点。

③ 探诊力量要轻,约为 20～25 g。

④ 探入时探针应与牙体长轴平行,探针应紧贴牙面,避免进入软组织,避开牙石而到达袋底,直到在龈沟底感到轻微的阻力。

⑤ 以提插方式移动探针,探查每个牙的各个牙面的龈沟或牙周袋情况,以了解牙周袋的位置、范围、深度及形状。

⑥ 探查牙齿邻面牙周袋时,探针要紧贴牙邻面接触点探入,并将探针向龈谷方向稍倾斜,以探测到邻面牙周袋的最深处。

⑦ 探诊应有顺序。

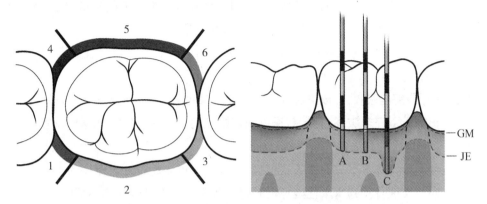

**图 4-2-7　牙周探诊技术:按照唇舌侧六点探测,提插式探诊近、中、远三点**

(3) 牙周探诊的记录和评价指标

① 探诊深度(PD):指龈缘至袋底或龈沟底的距离。

② 附着水平(AL):指袋(沟)底至釉牙骨质界的距离,也称临床附着水平(CAL)。附着水平的确定是将探诊深度(PD)加上釉牙骨质界(CEJ)至龈缘(GM)的距离,以"mm"为单位记录;若有龈退缩,则是将探诊深度加上龈退缩的距离(图 4-2-8)。

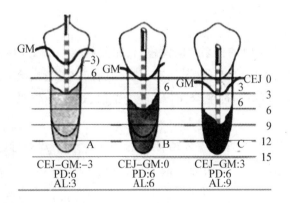

**图 4-2-8　附着水平探测**

③ 探诊后出血:探诊后出血这一指标不能作为病情进展的指标,探诊后不出血却可以作为牙周组织处于稳定阶段的较好指标。

④ 龈下牙石:龈下牙石沉积于龈缘之下、附着在龈沟或牙周袋内的牙面上,用探针才能检查到。

⑤ 根分叉病变的探查:用普通的弯探针或专门设计的 Nabers 探针探查多根牙的分叉区。检查上颌磨牙时,先探查颊侧中央处的根分叉区,再从腭侧分别探查近中和远中

的根分叉区,但有的会有变异,需从颊侧探入;检查下颌磨牙时,从颊侧和舌侧中央处分别探查根分叉区。根分叉病变的结果记录可以采用以下两种方法:

a. Glickman法:

Ⅰ度:病变早期分叉区骨质轻微吸收,牙周探针可探到根分叉的外形,但尚不能水平探入分叉内,牙周袋属于骨上袋。X线下通常看不到改变。

Ⅱ度:牙周探针可从水平方向部分探入根分叉内,未能与另一侧相通,探入深度超过牙齿宽度的1/3。

Ⅲ度:牙槽骨完全吸收,形成贯通性病变。牙周探针能水平进入分叉区,与另一侧相通。

Ⅳ度:根间骨隔完全破坏,且牙龈退缩而使病变的根分叉区完全暴露于口腔内。

b. Hamp提出的分法:

Ⅰ度:牙周探针可水平方向探入根分叉区,探入深度未超过牙齿宽度的1/3。

Ⅱ度:根分叉区骨质的水平性破坏已超过牙齿宽度1/3,但尚未与对侧贯通。

Ⅲ度:根分叉区骨质已有贯通性破坏,牙周探针可畅通。

4. 牙松动度:检查方法为用镊子放在后牙面或者夹持前牙切缘,轻轻摇动。观察牙齿移动的方向和幅度。临床上可分为Ⅰ度～Ⅲ度三个分度。

(1) Ⅰ度松动:松动幅度在1 mm以内,或唇(颊)舌向的松动。

(2) Ⅱ度松动:松动幅度在1～2 mm之间,或唇(颊)舌向、近远中向的松动。

(3) Ⅲ度松动:松动幅度在2 mm以上,或唇(颊)舌向、近远中向以及垂直方向的松动。

5. 咬合关系的检查

(1) 静止关系。正中时的关系,如:深覆𬌗、深覆盖、对刃𬌗、反𬌗、锁𬌗等。

(2) 运动关系。下颌运动时的咬合,有无咬合创伤、早接触、𬌗干扰等。

咬合检查的方法:可以通过视诊、扪诊、咬合纸法、蜡片法、牙线、研究模型、光𬌗法、𬌗力计等进行。

6. X线检查:通过X线片了解牙槽骨的情况、牙周膜及牙根的情况等。常用的有根尖片、𬌗翼片、曲面体层片。

观察内容:牙槽骨的高度、骨吸收的分布、牙槽骨吸收的方式、骨硬板的情况、牙槽骨密度、牙槽嵴顶的情况、骨小梁、牙周膜间隙、根分叉病变的情况等(图4-2-9至图4-2-11)。

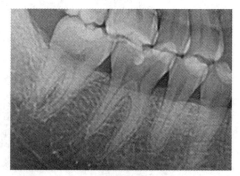

图4-2-9　正常的牙周组织X线影像

第四章

牙周病学

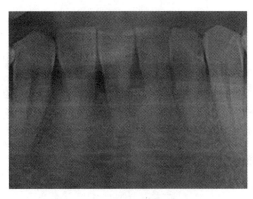

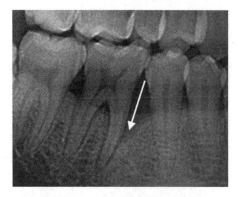

图 4-2-10　水平型牙槽骨吸收　　　　　图 4-2-11　垂直型牙槽骨吸收

7. 其他:除牙周检查外,还应检查口、颌面部情况以及口腔黏膜、牙体疾病、牙列缺损、修复体情况等。必要时需行化验检查或活检。

### (三) 牙周病历书写

牙周病历的病史应以牙周病史为主,同时应包括相关的口腔病史及系统病史,应包括主诉、现病史、既往史、家族史。

1. 首诊病历

(1) 一般病历基本信息:姓名、性别、年龄、籍贯、职业、地址、电话等。

(2) 各项病史资料:主诉、现病史、既往史、家族史、全身健康状况及过敏史等。

(3) 各项牙周检查结果:口腔卫生状况(菌斑、软垢、牙石),不良刺激物(不良修复体、食物嵌塞等),牙龈组织情况,牙周探诊的各项指标(探诊深度、附着丧失、根分叉病变等),牙齿松动情况,咬合关系,X 线片,等等。

(4) 其他口颌情况以及牙体、黏膜、修复体的情况等。

(5) 诊断。

(6) 初步治疗设计及当日处理。

(7) 签名。

2. 复诊病历

(1) 复诊主诉:上次治疗后的反应及存在的主要问题。

(2) 检查:治疗后牙周组织的变化及愈合情况,目前存在的问题。

(3) 治疗计划有无变化及当日处理内容。

(4) 签名。

☛ 注意事项:

牙周探诊是最重要的牙周检查方法,应重点掌握。探诊时有很多因素影响探诊结果的准确性,如探诊力量、探入角度、探针的形状和粗细、牙龈炎症、牙石阻挡等,应注意这些因素。探查釉牙骨质界的位置时,若牙石较多,应先去除牙石,以保证其准确性。

牙周检查项目较多,应注意不要遗漏。记录检查结果时,可使用牙周检查记录表。

· 181 ·

# 实验三　龈上洁治基本技术

## 【目的要求】

1. 掌握龈上洁治器械的正确选择和正确使用方法。
2. 掌握龈上洁治术的方法。

## 【实习内容】

1. 洁治器械种类的识别和选择。
2. 在模型上示教洁治术。
3. 在模型上练习洁治术。

## 【实验器材】

1. 各种类型洁治器:弯镰形洁治器、角镰洁治器和锄形洁治器。
2. 仿真头模。
3. 带有牙结石的牙模型。

## 【实验原理】

用手用洁治器,去除龈上牙石,清除牙菌斑,并将牙面磨光,防止菌斑和牙石再沉积。

## 【方法步骤】

1. 常用器械

(1) 镰形洁治器(图 4 - 3 - 1):镰形洁治器是一种镰刀样的洁治器械。样式很多,有的刀叶呈弯形,有的刀叶为直角形,前者又称为弯镰,后者又称为角镰。镰形洁治器有单端器械,也有双端器械。根据刀叶的大小,又可分为大弯镰和小弯镰。前牙的角镰是临床最常用的洁治器,又称小镰洁治器。

镰形洁治器根据其用途可分为前牙镰形洁治器和后牙镰形洁治器。前牙镰形洁治器刀叶、干和柄在一个平面上;后牙镰形洁治器成对,器械的干与柄平面成角,以使刀叶便于进入后牙邻面区。镰形洁治器刀叶断面为三角形,少数为梯形。刀叶的面与侧面在工作端尖端汇成尖锐的刀尖。

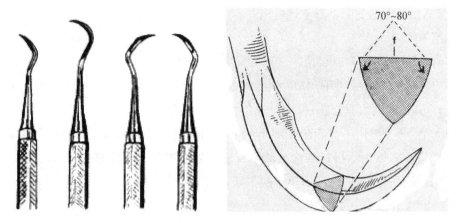

图4-3-1 镰形洁治器

① 弯镰的特点

a. 刀叶呈弯曲状,有两个刃。

b. 断面呈似三角形,三角形的底即刀叶面为平线,三角形的两边即刀叶的侧面稍呈弧形。

c. 刀叶面和侧面汇合成刀尖。

d. 有些刀叶断面为梯形。

e. 刀叶面和侧面形成两刀刃,断面内侧角为 $70°\sim80°$。

② 角镰的特点

a. 刀叶呈直角状,有两个直刃。

b. 刀叶面为平面。

c. 刀叶面与侧面汇合成刀叶锐利的刀尖。

d. 刀叶断面为三角形。

e. 刀叶面与侧面成形成两角刃,断面内侧角为 $70°\sim80°$。

(2) 锄形洁治器(图4-3-2):锄形洁治器外形如锄头。也是龈上洁治最常用的器械之一。锄形洁治器镜像成对,有单端器械,也有双端器械。

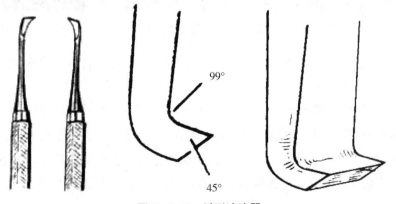

图4-3-2 锄形洁治器

锄形洁治器在形态上具有下述特点：

① 单刀直刃。

② 刀叶与干呈 90°～100°角。

③ 刀叶的末端扁平，形成 45°内斜刀刃。

④ 刀刃较宽，两端不对称；一端呈锐角，一端呈钝角。

锄形洁治器主要用于清除龈上细小的牙石和菌斑。其锐角端在牙龈较松软时可插入龈下 2～3 mm 以去除接近龈缘的龈下牙石。但由于其刀叶较厚，而且其刀刃为平直刃，不能与根面贴合，所以一般不用于龈下牙石清除。

2. 龈上洁治的方法和步骤

（1）改良执笔式：用指拇指尖、食指的指尖及中指指腹控制器械。具体方法是：将拇指和食指分别置于器械柄两侧，食指第二指关节弯曲，中指伸直，用指腹抵于器械干，位于食指同侧。由于改良执笔式用富含肌肉的中指指腹抵住器械的干，使食指、拇指和中指形成稳定的三角形，增加器械的稳定性。

（2）支点

① 食指增强支点：以对颌牙作口内对颌指支点，非工作手的食指抵住器械干的部位，以增强器械的稳定性。常用于治疗左上颌后牙腭侧（图 4-3-3）。

② 拇指增强支点：以对颌牙作口内对颌指支点时，用非工作手的食指放在前庭区，抵住牙槽嵴，拇指抵住器械的干。常用于右上后牙腭侧（图 4-3-4）。

③ 食指附加支点：用非工作手的食指置于邻近被治疗牙的一侧，工作手的口内支点落在非工作手的食指上。常用于右下颌后牙颌侧（图 4-3-5）。

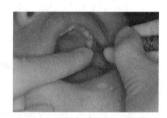 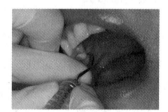 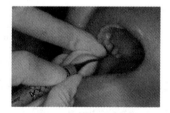

图 4-3-3　食指增强支点　　图 4-3-4　拇指增强支点　　图 4-3-5　食指附加支点

④ 指附加支点：工作手的中指在抵住器械干的同时，与无名指一起在牙面上作指支点。常用于上颌前牙区唇侧。

另外，在上颌后牙区治疗时，由于口内常规支点达不到理想目的，可使用多个手指的指背或指掌侧一齐放在患者面部有骨支持的部位，形成手支点。手支点又分为掌心向上法（图 4-3-6）和掌心向下法（图 4-3-7）。前者是将术手指指背放在口外下颌骨外侧部。用于右上后牙区治疗。后者将术手指掌侧同时放在口外 F 颌外侧部。常用于左上颌后牙区治疗。

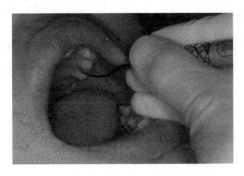

图 4-3-6　掌心向上法手支点

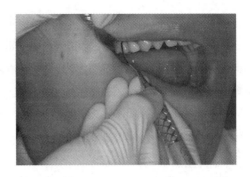

图 4-3-7　掌心向下法手支点

（3）工作角度调整：在正确握持器械具支点稳固的前提下，将刀叶沿牙面放置于牙石的根方。镰形洁治器则使刀尖末端 2～3 mm 部位置于牙石的根方。使刃贴紧牙面，调整器械角度，使刀叶－牙面角度为 60°～80°（图 4-3-8）。使用锄形洁治器时，使锄形洁治器全刃贴牙面，器械的干尽量靠近牙面方向。

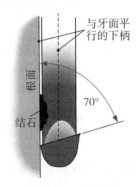

图 4-3-8　工作角度调整

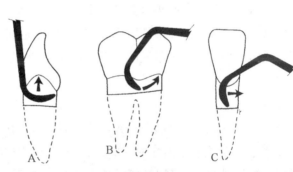

图 4-3-9　去除牙石的用力动作

（4）除牙石的用力动作（图 4-3-9）：用力方向有垂直向、水平向和斜向。用力时应循一定的方向用挑剔力，通过刃口在牙面运动使牙石从牙面分离。使用镰形洁治器去除牙石应该将龈上牙石分块去除，但不能在牙石表面运动将牙石层层剥离。使用锄形洁治器时，要保证器械刃在牙面而不是牙石面运动。运动幅度均应控制在 2 mm 左右。

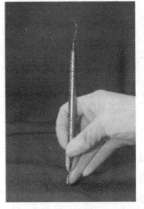

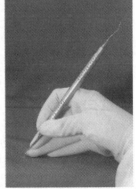

图 4-3-10　腕-前臂力

控制器械运动的力应使用腕-前臂力，而不能单纯使用屈指力。腕-前臂力能保证有效掌握器械运动，同时减少肌肉疲劳（图 4-3-10）。

（5）器械的移动：完成一次洁治动作后，移动器械至下一个洁治部位，部位之间要有连续性，即每一次动作应与上一次动作的部位有所重叠。当洁治工作从颊（或舌）面移向邻面时，应靠拇指推或拉的动作来转动洁治器柄，使工作端的尖端始终接触牙面，避免刺伤牙龈。

（6）将全口牙分为上、下颌的前牙及后牙左右侧六个区段，逐区进行洁治。

3. 在仿真头模的牙模型上示教并练习各区段的洁治方法。

☞ 注意事项：

1. 正确的器械握持方法和稳定的支点是保证手术成功的最基本条件。必须严格掌握。

2. 龈上洁治时，刀叶的运动幅度必须控制。刀叶的运动范围在前牙不应超过切缘，在后牙不应超过𬌗面。运动幅度过大会增加损伤软组织的机会，也会使患者感到痛苦。

3. 使用合适的器械，在前牙用前牙镰形洁治器，在后牙用后牙镰形洁治器。由于龈上洁治时视野一般较好，全部采用前牙镰形洁治器并非不可，但应注意后牙邻面操作时的工作角度和施力方向。否则易于将器械卡在牙间。一旦发生，更不能使用暴力取出，而应稍作放松，轻轻抖动，再将器械退出。

4. 龈上洁治应限于去除龈上牙石，至多限于近龈缘的龈沟内牙石。强行去除龈下牙石将造成组织损伤。一个常见的错误是，不断滑动的支点，加上随意将器械伸至龈上，使原本很少出血的龈上洁治也会造成患者的明显出血和疼痛。

5. 牙面抛光是龈上洁治不可或缺的步骤。仅仅去除龈上牙石，形成粗糙的牙面，极易重新黏附菌斑，重新形成牙石，并造成术后患者明显不适。

6. 龈上洁治是基础治疗的一部分。治疗前口腔卫生指导对保持疗效非常重要，术后一周复查即可观察口腔卫生效果，又可及时评价是否需要进一步处理。应视为治疗后常规。

# 实验四 超声龈上洁治技术

## 【目的要求】

1. 掌握超声波洁治器的正确的使用方法。
2. 了解超声波洁治器的工作原理。

## 【实习内容】

1. 超声波洁治器的识别和超声手柄和工作头的安装。
2. 临床上示教超声龈上洁治术及磨光。

3. 学生相互进行超声、手工龈上洁治及磨光。

## 【实验器材】

1. 口腔一次性治疗盘及口杯。
2. 各种消毒洁治器。
3. 磨光器械:磨光杯(或磨光刷)、磨光砂(磨光膏)、低速弯机头。
4. 3%过氧化氢溶液、冲洗器、棉球。
5. 超声波洁牙机。

## 【实验原理】

超声洁治术是通过超声洁牙机工作头的高频振动而除去龈上牙石、软垢和菌斑,然后用磨光器械将牙面磨光,防止菌斑和牙石的在沉积。

## 【方法步骤】

超声洁牙机目前已经在临床上广泛使用。与手工器械一样,超声器械临床使用也要遵循规范的工作程序。按照超声工作头的设计和用途,在不同牙齿和不同牙面使用相应的工作尖能明显提高其工作效率。

1. 治疗机的准备(图 4-4-1):每天使用前踏下脚踏开关排净管路中积水 2 min,减少管路中积水以免造成空气污染。然后,再踏下脚踏开关 3 min,清除管路气泡,减少工作头产热。这些均有利于控制交叉感染。

选择适当的工作头,装入工作手柄。然后,调节机器功率和水量大小。功率大小以能有效工作的最低限为度。水量以工作头能产生最大水雾为度。

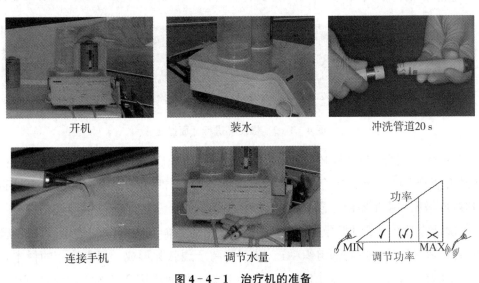

开机　　　　　　　　装水　　　　　　　　冲洗管道20 s

连接手机　　　　　　调节水量

**图 4-4-1　治疗机的准备**

2. 患者的准备：治疗前要了解患者全身病史，注意患者有无手术禁忌证。术前向患者详细介绍治疗情况。然后让患者用消毒液漱口，减少超声治疗中产生雾化对空气的污染。超声治疗中，患者最好戴安全防护眼镜，防止洁下的牙石溅入眼内。同时，戴好隔水口围。放置好吸唾管。

3. 体位：患者取平卧位，术者体位高度适宜，术中不要调节座椅。

4. 器械握持和支点：用改良握笔式握持手柄，近工作区作口内支点或口外支点。临床上也可用握笔式握持。注意工作时，手指握持力宜轻，减少工作手疲劳。握笔式握持洁牙手柄采用食指末端指节和拇指控制器械，优点是手不太会疲劳，操作也比较灵活。

5. 器械调整：工作头与牙面呈 $10°\sim15°$ 角，大于 $15°$ 则会导致牙面损伤。所以，器械工作时，要不断根据牙面形态调整工作头与牙面的工作角度，减少器械对牙面的损伤。

6. 器械工作：按照上述步骤，放置好吸唾器，工作头与牙面轻轻接触，踏下脚踏开关，超声洁牙器开始工作。器械工作时要注意保持工作头工作角度的正确，同时，工作头在牙面上应持续运动，不能停滞在牙面一点，否则会在牙面局部产热，亦会导致牙面损伤。使工作头轻轻地接触牙面，做刷样运动。并在牙面向多个方向运动，持续在牙面向一个方向运动会导致在牙面刻痕。临床操作时要注意间隙性工作，吸净口腔，看清牙面，不要持续操作，否则患者会很不舒服。

7. 磨光器及磨光剂：龈上洁治时一般采用机用磨光器做牙面抛光。包括：

（1）橡皮杯：形状如杯，内面有多个脊，利于盛积磨光剂。

（2）杯状刷：形大如杯状的毛刷，一般为尼龙丝制成。

（3）磨光剂：有二氧化硅磨光粉、浮石粉等。也可用牙膏替代。

将磨光器装于低速弯手机上，盛满磨光剂，杯口轻抵牙面，启动手机。在牙面上轻旋移动，避免损伤牙龈（图4-4-2）。

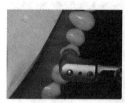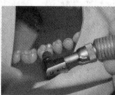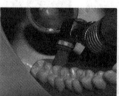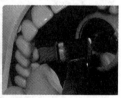

**图4-4-2　橡皮杯进行牙面抛光**

8. 复查：临床治疗效果如何，最重要的指标就是组织反应。首先，就是要检查牙面沉积物是否清除干净。牙面刮治后最初的复查就是当时，即首先要检查清楚牙面是否干净，超声器械要和手工器械配合使用，才能彻底清洁牙面。

每次治疗时都要尽量把牙面清洁干净，多次治疗不能有意清除部分牙石、保留部分牙石，否则容易导致术后局部组织粘连，甚至导致牙周脓肿形成。超声治疗的根本目标是形成生物性良好的牙面。总的来说，生物性良好的根面应该是光滑的，但不是必需的，彻底地清除牙石是相对的,残留牙石的存在是绝对的。所以,复查时,牙面探查光滑是很重要的,但更重要的是看组织反应,牙龈颜色、形态、质地变化,探诊牙龈是否出血,牙周探诊及牙周附着水平等是复查最主要的指标。

☞ 注意事项:

1. 超声洁治器一般对牙面无明显损伤,但操作不当仍有损伤。临床上要注意洁治时工作端与牙面呈 15°角,平行于牙面将牙石分段去除。切忌将器械尖部呈 90°角抵在牙面上,否则会破坏牙体组织。

2. 洁治时,工作头必须在牙面保持持续运动,不管牙石黏着程度如何,不能停留在牙面一点刮动。

3. 超声波洁治器依靠高频振动将牙石与牙面分离,操作时宜采用连击的手法,即所谓点击法,而不能紧抵刮。器械紧抵影响工作端的振动,必将事倍功半,而且达不到效果。在牙面上用紧抵的力量肯定对牙体组织有损伤。

4. 工作端在邻面区运动时注意不要损及软组织,力量要柔和,过度用力极易将工作端卡在接触点处,一旦发生,应立即停止超声振动工作,轻轻抖动手机,将工作端循外展隙方向退出,切不可强扭,更不能一边振动一边退出。

超声洁治器是临床高效洁牙器械,但控制污染的问题必须引起高度重视。工作头、超声手机要坚持一人一件,高压灭菌消毒。室内空气的污染对医患均有危害,应该成为临床防止院内交叉感染的重点。

# 实验五　龈上洁治术

## 【目的要求】

1. 掌握龈上洁治术的目的及方法。
2. 掌握龈上洁治术临床操作中患者和术者的体位。

## 【实习内容】

1. 龈上洁治术临床治疗程序。
2. 分组实践操作(重点掌握下前牙舌侧区龈上洁治方法)。

## 【实验器材】

各种类型洁治器:弯镰洁治器、角镰洁治器和锄形洁治器,使用前已消毒。

**【实验原理】**

用手用洁治器去除龈上牙石,清除牙菌斑,并将牙面磨光,防止菌斑和牙石再沉积。

**【方法步骤】**

临床上,如果龈上洁治一次完成,则一般从最后一个磨牙远中开始,至对侧最后一个磨牙为止,然后再洁治对颌。也可将全口分为六个区段,逐个进行洁治,依下前牙区段、右下后牙区段、右上后牙区段、上前牙区段、左上后牙区段、左下后牙区段顺序洁治。

1. 调整患者椅位、头靠和光源(图4-5-1至图4-5-3)。

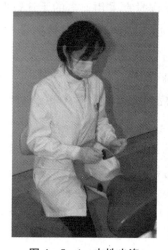 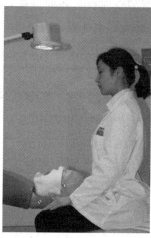 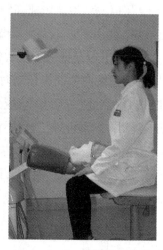

图4-5-1 中性坐姿　　图4-5-2 上颌治疗体位　　图4-5-3 下颌治疗体位

2. 根据术区调整术者位置和椅位(图4-5-4):患者取仰卧位,口腔位置与术者肘部平齐。根据所洁治牙的区段、牙面的不同,术者可移动到合适的位置,主要位于患者的右前方、右侧方、右后方、正后方、左后方。

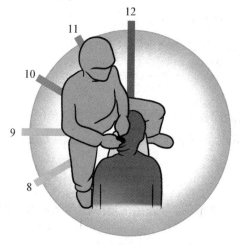

图4-5-4 调整术者位置和椅位

7点～8点：上下前牙近术者区。

11点～12点：上下前牙远术者区。

8点～10点：右侧上下后牙颊侧面，左侧上下后牙舌（腭）侧面。

10点～11点：左侧上下后牙颊侧面，右侧上下后牙舌（腭）侧面。

3．视野与照明(图4-5-5)：直视或使用口镜。

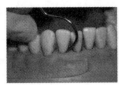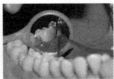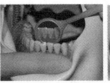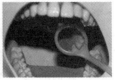

图4-5-5　视野与照明

4．组织牵拉(图4-5-6)：使用口镜牵拉两颊或舌体，下前牙唇侧可用左手食指牵拉，注意不要用力过大，以免引起患者疼痛或咽反射。

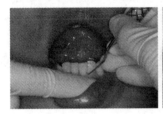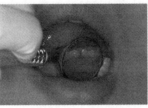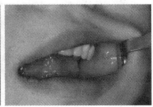

图4-5-6　组织牵拉

5．嘱患者用0.05％～0.1％氯己定漱口，或用1％碘酊消毒术区。

6．用镰形洁治器去除大块牙石。

7．用锄形洁治器去除细小牙石和菌斑。

8．调整椅位及光源。

9．用同样方法洁治对颌。

10．牙面抛光。

11．冲洗术区，检查牙面情况，必要时补充洁治。

12．2％碘甘油涂龈。

术后评价及复查指标，包括两个阶段：

**（一）术后当时或短期复诊**

1．牙面情况：牙冠表面经洁治应清洁，有光泽，无牙石、菌斑及色素残留。探诊牙冠表面或龈退缩以后所暴露的根面均应光滑。

2．充填体或修复体：表面光滑，有良好的生理解剖外形，龈缘部无悬突及开缘。探针探及修复体或充填体边缘部无不连续感。邻面接触点恢复良好。

3. 有活动矫治器的患者:要注意矫治器与牙龈之间不宜有牙石、菌斑、食物碎屑残留,金属表面应充分抛光。

### (二) 术后治疗方案

术后十天左右,主要是观察洁治后的组织反应性以及患者口腔卫生措施的效果,决定进一步的治疗方案。

1. 牙龈的情况:经龈上洁治术,患者的牙龈应恢复正常的色、形、质,可以对照术前、术后的牙龈指数结果。复查时还要注意有无牙刷损伤的迹象,若有,则应及时纠正。

2. 龈袋的情况:牙龈炎患者经龈上洁治,龈袋变浅消失。牙周炎患者经龈上洁治后,由于组织水肿消失,牙周袋亦可变浅。

3. 牙龈探诊出血:牙龈炎症消退后,探诊无出血,这是一个敏感的指标。同时,还可以询问患者本人刷牙时有无出血或出血量有无减少。

4. 菌斑:经龈上洁治术并经过口腔卫生指导,菌斑应得到有效控制。复查时,要根据菌斑情况向患者做进一步的口腔卫生指导。

☞ 注意事项:

避免出现以下状况:

1. 体位及器械选择不正确。

2. 改良握笔式→握笔式。

3. 支点不稳,器械容易从牙面滑脱划破牙龈。

4. 仅用指力而不是腕-前臂转动产生的爆发力。

5. 工作刃对牙面无侧方加压动作,动作无连续性。

# 实验六　龈下刮治和根面平整基本技术

## 【目的要求】

1. 掌握龈下刮治器的特点。

2. 掌握龈下刮治术的基本技术。

## 【实习内容】

1. 刮治器的种类识别及选择。

2. 在仿真头模上示教和练习刮治方法。

## 【实验器材】

1. 匙形刮治器:通用刮治器和 Gracey 刮治器。
2. 仿真头模。
3. 带有根面牙石的牙模型。
4. 口腔一次性检查盘。

## 【实验原理】

手工操作刮治器,除去龈下牙石和菌斑,除去袋壁的变性、坏死组织,病理性肉芽及残存的上皮,除去含有内毒素的根面牙骨质,形成硬而光洁、平整的根面,从而去除引起牙龈炎症的刺激物,造成有利于牙周附着愈合的环境。

## 【方法步骤】

1. 器械

(1) 尖头探针、牙周探针。

(2) 龈下锄形刮治器(图 4-6-1):喙部窄小,与颈部相交成 100°角,刀叶末端变薄,形成线性刀缘,适用于深而松弛的牙周袋内牙石的刮除。

(3) 根面锉(图 4-6-2):工作端的一面有细锉,另一面光滑,前端圆钝。在刮除根面牙石后,可用锉伸入袋内,锉平根面,使根面平整光滑。临床上已很少使用。

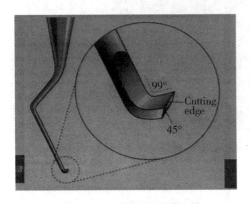

图 4-6-1 龈下锄形刮治器

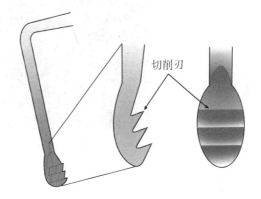

图 4-6-2 根面锉

(4) 匙形刮治器:是龈下刮治和根面平整最常用、最有效的器械(表 4-6-1)。

工作端的特点(与镰形洁治器相比较):

① 工作端为匙形,断面为半圆形,两侧缘在末端汇合,形成圆形的顶端。

② 刀叶体积较镰形洁治器小、薄,便于伸入牙周袋。

③ 下干常较长:包括通用型刮治器和专用型刮治器(图 4-6-3)。

表 4 - 6 - 1　刮治器特点

| 项目 | Gracey 刮治器 | 通用型刮治器 |
|---|---|---|
| 应用区域 | 有牙位和牙面特异性，<br>适用于不同牙的不同牙面 | 用于前、后牙的设计不同，<br>每支适用于牙的各个面 |
| 切刃角度 | 偏位刃缘，<br>刃面与颈部呈 70°角 | 非偏位刃缘，两侧缘等长，<br>刃面与颈部呈 90°角 |
| 工作刃缘 | 只有一侧刃缘为工作刃，<br>两侧边缘不平行且弯曲，<br>长而凸的外侧缘为工作刃缘 | 两侧刃缘都是工作缘，<br>两侧刃缘平行而直 |

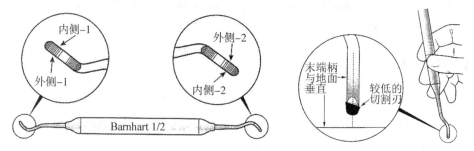

图 4 - 6 - 3　通用型刮治器(左)和 Gracey 刮治器(右)示意图

Gracey 刮治器共有 7 个型号，最常用的是其中的 4 个型号(图 4 - 6 - 4)。

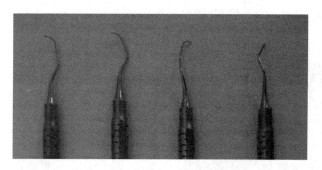

图 4 - 6 - 4　常用的 Gracey 刮治器

5/6 号:前牙。

7/8 号:后牙颊舌面。

11/12 号:后牙近中面。

13/14 号:后牙远中面。

2. 选择正确的器械

(1) 牙周的探查:牙周袋的深度及形状，龈下牙石的部位、大小和形状。

(2) 器械的选择:将器械的下干放置于与拟刮治牙的牙体长轴平行，刀叶的叶面向着拟刮治牙面的方向。这样，叶面可以贴合在牙面上，从外面看，只能看到叶面的很少一部分。

3. 器械的稳定技术

（1）握持技术：改良执笔式（图4-6-5）。

（2）支点技术：常规指支点。

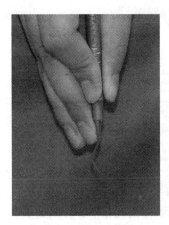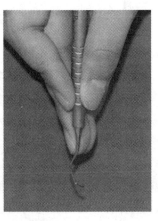

图4-6-5　改良执笔式

4. 器械的运动技术

（1）器械的放置和角度（图4-6-6）：使用前1/3，前1/3始终与根面接触。

入袋角度：0°（刮治器工作面与根面平行）。

工作角度：45°～90°，以70°～80°最佳。

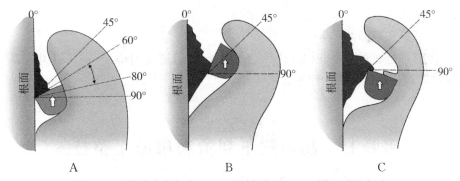

图4-6-6　器械放置角度（A：正确放置角度；B、C：错误放置角度）

（2）用力方式：向根面施加侧向压力，借助腕-前臂转动产生爆发力，避免层层刮削牙石。

掘进式刮治：

将刀叶末端2mm放在牙石根方，将牙石刮断；将刀叶末端向侧方推进，与上一次运动行径区稍微重叠；如此反复，逐步掘进。

（3）运动幅度：不要过长、过大，由袋底向冠方移动，工作端不要超出龈缘。

（4）运动方向（图 4-6-7）：垂直向提拉法最常用，也是主要采用的手法。对于围绕于牙颈部的牙石，也常常用斜向运动或水平向运动提拉手法清除。

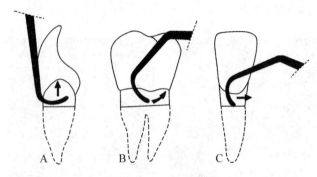

**图 4-6-7　运动方向**

（5）根面平整：刮除牙石后，继续做根面平整，这时减轻侧压力，使用轻到中量侧压力，运动幅度稍大，连续刮平表面的运动，直至根面光滑，坚硬如玻璃。避免过多刮除根面使牙本质暴露，以防出现敏感症状。

（6）效果探查：完成后用探针检查根面的光洁度。

（7）术后：冲洗、上药。

（8）常犯错误：用中 1/3 刀刃，不易探到袋底，尖端翘起，戳伤牙周组织。

☞　注意事项：

1. 正确的器械选择。

2. 稳定的支点。

3. 工作端和根面的贴合。

4. 依靠细微触觉引导器械发现并除去龈下牙石，避免遗漏牙石，并避免造成牙龈组织的损伤。严格评价器械治疗的效果。

# 实验七　超声龈下刮治和根面平整技术

## 【目的要求】

1. 掌握超声根面平整术的基本技术。
2. 掌握超声根面平整仪器的组成和用法。
3. 了解超声根面平整仪器的工作原理。

## 【实习内容】

1. 超声根面平整仪器组件的辨识。
2. 在仿真头模上示教和练习超声根面平整术。

## 【实验器材】

1. 超声根面平整仪器。
2. 仿真头模。
3. 带有根面牙石的牙模型。
4. 口腔一次性检查盘。

## 【实验原理】

超声器械是特殊的电动牙周治疗设备。其通过工作尖的机械振动将牙石击碎去除。治疗过程中应及时冲洗洁下的牙石、体液和组织碎屑，清洁手术区局部视野。超声涤荡作用能够作用到根面和软组织的一定深度内，这也是手工器械不能比拟的。超声水流既起到冷却工作尖的作用，同时，又能通过超声空化作用，有效清除组织内毒素和非附着性菌斑。超声波能破坏细菌生物膜，可以更有效地清除龈下菌斑和根面细菌内毒素。超声波产生的空化作用导致的液波能破坏革兰氏阴性菌细胞壁成分，所以对牙周致病菌有一定的杀灭作用。

## 【方法步骤】

1. 超声根面平整工作端的辨识(以 EMS Perio pro Line 为例)

(1) PL1、PL2：左、右线形弯曲工作端，镜像成对，用于各种牙周根面平整(图 4 - 7 - 1)。

(2) PL3：直线形工作端，端面圆形，其末端光滑圆钝。适用于深袋冲洗和清除治疗，特别适用于Ⅰ度根分叉病变、3 mm 以上的近远中袋(图 4 - 7 - 2)。

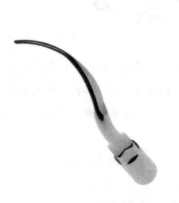

图 4 - 7 - 1　PL1、PL2

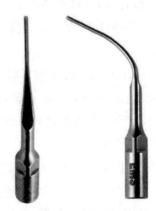

图 4 - 7 - 2　PL3

(3) PL4、PL5：线性左右弯曲工作端，镜像成对，工作头末端呈球形，更不易损伤组织。特别适用于根分叉区、根面凹区、下颌磨牙近中根的内面和上颌磨牙近中颊根、腭侧根的内侧面清理，尤其是Ⅲ、Ⅳ度根分叉病变(图 4 - 7 - 3)。

（4）PS：直线形工作端，断面为扁平状，因为其纤细光滑，特别容易插入邻面区和袋内，适用于加消毒药导入袋内冲洗及邻面区牙周袋（图4-7-4）。

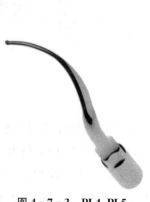

图4-7-3　PL4、PL5

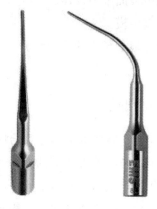

图4-7-4　PS

（5）IP：较普通龈上工作头略长，断面扁平状，末端圆钝，适用于龈上及龈下大片牙石去除，特别是靠近袋口的根面牙石。龈炎和轻度牙周炎患者尤为适用（图4-7-5）。

2. 技术方法和步骤

（1）治疗机的准备：每天使用前踏下脚踏开关排净管路中积水2 min，减少管路中积水造成空气污染。然后，再踏下脚踏开关3 min，清除管路气泡，减少工作头产热。这些均有利于控制交叉感染。选择适当的工作头，装入工作手柄。然后，调节机器功率和水量大小。功率大小以能有效工作的最低限为度。水量以工作头能产生最大水雾为度。

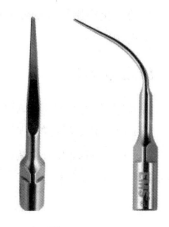

图4-7-5　IP

（2）患者的准备：治疗前要了解患者全身病史。注意患者有无手术禁忌证。术前向患者详细介绍治疗情况。然后让患者用消毒液漱口，减少超声治疗中产生雾化对空气的污染。超声治疗中，患者最好戴安全防护眼镜，防止洁下的牙石溅入眼内。同时，戴好隔水口围，放置好吸唾管。

（3）体位：患者取平卧位，术者体位高度适宜，术中不要调节座椅。

（4）器械握持和支点：用改良握笔式握持手柄，近工作区作口内支点或口外支点。临床上也可用握笔式握持。注意，工作时手指握持力宜轻，减少工作手疲劳。握笔式握持洁牙手柄采用食指末端指节和拇指控制器械，优点是手不太会疲劳。操作也比较灵活。

（5）器械调整：工作头与牙面呈10°～15°角，大于15°则会导致牙面损伤。所以，器械工作时，要不断根据牙面形态调整工作头与牙面的工作角度，减少器械的牙面损伤。

(6) 器械工作：按照上述步骤，放置好吸唾器，工作头与牙面轻轻接触，踏下脚踏开关，超声洁牙器开始工作。器械工作时要注意保持工作头工作角度的正确，同时，工作头在牙面上应持续运动，不能停滞在牙面一点，否则会在牙面局部产热，亦会导致牙面损伤。使工作头轻轻地接触牙面，做刷样运动。并在牙面向多个方向运动，持续在牙面向一个方向运动会导致在牙面刻痕。临床操作时要注意间隙性工作，吸净口腔，看清牙面，不要持续操作，否则患者会很不舒服。

(7) 复查：临床治疗效果如何，最重要的指标就是组织反应。首先，就是要检查牙面沉积物是否清除干净。牙面刮治后最初的复查就是当时，即首先要检查清楚牙面是否干净。超声器械要和手工器械配合使用，才能彻底清洁牙面。每次治疗时，都要尽量把牙面清洁干净，多次治疗不能有意清除部分牙石、保留部分牙石，否则容易导致术后局部组织粘连，甚至导致牙周脓肿形成。超声治疗的根本目标是形成生物性良好的牙面。总的来说，生物性良好的根面应该是光滑的，但不是必需的，彻底地清除牙石是相对的，残留牙石的存在是绝对的。所以，复查时，牙面探查光滑很重要，但更重要的是看组织反应，牙龈颜色、形态、质地变化，探诊牙龈是否出血，牙周探诊及牙周附着水平等是复查最主要的指标。

注意事项：

1. 适当调节超声器械的功率和水量，水量要调整至可在工作末端形成冲洗水柱，功率调整为使其产生最大水雾时最低功率为佳。

2. 超声根面清理更为强调去除龈下非附着性菌斑和 LPS 的概念，器械沿根面刮治动作必须轻柔，切忌使用暴力，特别在根分叉区、器械进入应循其曲度。

3. 细线器为无刃器械，清除牙石依靠超声震动，不能通过用细线器在根面加压来清除牙石，否则既不能有效去除牙石，还易损伤器械，器械在沿袋底运动时幅度不超过2 mm，不能损伤上皮附着。

# 实验八　牙周手术基本技术

## 【目的要求】

1. 掌握牙周手术常用切口。

2. 掌握牙周手术常用缝合方法。

3. 熟悉连续悬吊缝合及锚式缝合方法。

## 【实习内容】

1. 讲解手术常用切口和缝合的基本操作要点,可观看牙周手术录像。

2. 在模型上练习各种牙周手术切口和缝合技术。

## 【实验器材】

1. 牙周缝合模型:有牙间隙及龈瓣的牙颌模型。

2. 牙周手术器械:口镜、镊子、牙科探针、牙周探针、记号镊、11 号尖刀片和 15 号圆刀片、刀柄、骨膜剥离器、组织剪、线剪、持针器、缝针、缝线。

3. 牙周塞治剂、调拌板和调拌铲。

## 【方法步骤】

1. 手术切口

(1) 牙周手术切口的原则和注意事项

① 必须熟悉局部组织解剖结构,尽量避免损伤邻近组织。

② 充分暴露术区,使视野清晰。

③ 注意减少创口的张力,使组织易于愈合,并能更好地恢复局部解剖形态和生理功能。

④ 根据手术部位与性质选择使用的手术刀,并正确掌握持刀方法。

⑤ 力求切口精确,起止端准确、创面整齐,厚度均匀,切开动作稳妥,支点良好,准而轻快,一次切开,避免拉锯式反复切割而造成过多的出血和损伤,影响缝合及愈合。

(2) 常用的牙周手术切口

① 水平切口

a. 外斜切口(冠向切口):15 号刀片或龈乳头刀。

方法:刀刃从根方斜向冠方的切口,刀刃与根轴约呈 45°角进行切开。

用途:常用于牙龈切除术,可使牙龈缘获得斜向唇颊侧的短斜面,以符合牙龈正常解剖形态和生理功能(图 4-8-1、图 4-8-2)。

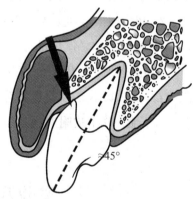

图 4-8-1 外斜切口①

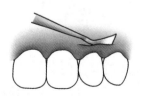 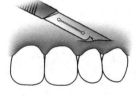 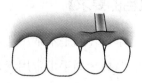

图 4-8-2 外斜切口②

b. 内斜切口(根向切口):11 号或 15 号刀片。

方法:刀刃由冠方斜向根方的切口,在距龈缘 0.5～2 mm 左右处进刀,刀片与根面约呈 10°角,切向根尖方向,至牙槽嵴顶或其附近,以提插式移动刀片。

用途:可切除感染的牙周袋内壁和上皮衬里,保留附着龈,形成的龈瓣边缘较薄(图 4-8-3)

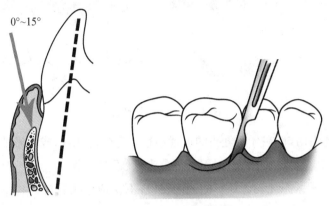

图 4-8-3 内斜切口

c. 沟内切口

方法:从袋底切至牙槽嵴顶或其附近,将袋壁组织与根面分离。

用途:与根向切口联合,切断领圈组织与根面的连接,以便清除袋壁组织(图 4-8-4)。

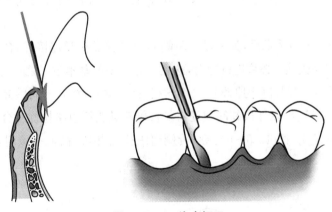

图 4-8-4 沟内切口

② 纵行切口(垂直切口)

方法:切口从游离龈缘经附着龈直至牙槽黏膜或黏膜转折处,切口线与牙长轴平行或使基底处略宽,以保证瓣的血供。

用途:用于多个牙的翻瓣术、牙槽骨手术、膜龈手术等,具有减缓组织张力、充分暴露术区的作用,根据局解条件及病变范围决定切口的长度和数目,仅做一个垂直切口者也称角形瓣。

最佳部位:病变区的近中侧和/或远中侧的健康牙龈组织、位于颊面轴角靠近龈乳头底处,不能切在龈缘正中、牙根最突处、龈乳头中央、磨牙正对根分叉的部位及病变的牙龈组织上。尽量避免在舌、腭侧做纵行切口,以免伤及血管、神经(图4-8-5)。

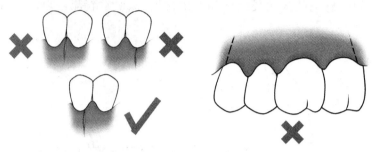

图4-8-5　纵行切口

③ 保留龈乳头切口:在牙间乳头的近远中径较宽的前牙区,或需做植骨术的后牙区,可将龈乳头保持在某侧的龈瓣上,而不是被分为颊、舌两部分。

方法:将每个术区患牙均做环行的沟内切口,不切透牙龈乳头,一般将完整保留的牙间乳头连在唇颊侧瓣上。此时在腭侧距乳头顶端至少5 mm处做一弧形切口,贯通其两侧邻牙的轴角,并用尖柳叶刀从弧形切口处伸入并指向唇面,切透该龈乳头基底部的1/3~1/2,然后即可将该乳头从腭侧分离开,而通过该牙间隙被翻到唇颊侧,并随唇颊侧龈瓣被翻起。

优点:减少术后牙间乳头的退缩,有利美观,而且对邻面植骨处覆盖较严密,避免植入物的脱落或感染。

2. 缝合技术:牙周手术后,为使颊舌两侧的切口创面相互连接,闭合切口,固定组织瓣,防止出血和避免感染,必须进行缝合,这是十分重要的基本技术之一。

三角针(全厚瓣)/圆针(半厚瓣)、3-0丝线、持针器三重结,一周后拆线。

(1)牙间间断缝合:在牙齿邻间隙处将颊舌侧龈乳头瓣直接拉拢缝合。

① 环行间断缝合(图4-8-6):颊-舌侧组织张力相等、高低一致时,纵行切口最常用、最基本。

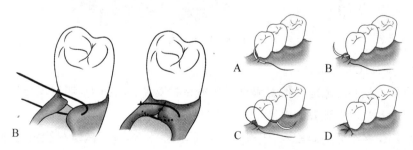

图4-8-6　环形间断缝合

方法：先穿过活动侧的切口，再穿过附着或固定侧的切口边缘，两侧等距，厚度一致。勿太靠近边缘，防止撕裂组织。

②"8"字形间断缝合（图4-8-7）：颊-舌侧组织高度不等、张力较大，缝针不能同时穿过两侧龈瓣的情况，使颊-舌侧龈瓣均向根面紧贴复位固定。

方法：由颊、舌侧分别两次从龈组织表面向内侧进针，在邻面形成交叉，在原位打结。

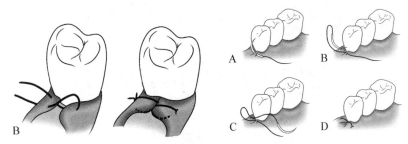

图4-8-7 "8"字形间断缝合

（2）悬吊缝合：利用术区牙齿来悬吊，固定龈瓣。不易发生松脱，张力也不会过大。

① 单个牙的双乳头悬吊缝合（图4-8-8）：利用术牙来固定其近、远中的两个龈乳头，单侧翻瓣或双侧翻瓣均可采用。

方法：a. 从瓣的一个乳头外侧进针，环绕牙齿到达同侧瓣的邻近乳头，再从该龈乳头外侧进针；b. 返回第一个龈乳头处打结，将单侧瓣的两个乳头悬吊在牙齿上。

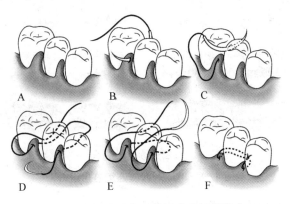

图4-8-8 单个牙的双乳头悬吊缝合

② 单、双侧连续悬吊缝合（图4-8-9）

单侧：适用于只需要缝合单侧龈瓣时（如只做了单侧的翻瓣时），涉及多个牙的颊舌两侧龈瓣复位高度不一致时。

双侧：适用于颊舌侧龈瓣复位高度一致时。缝合时先进行一侧的单侧连续悬吊缝合，之后在远中端的牙上环绕一周，再进行另一侧的单侧连续悬吊缝合，在近中端的牙上再环绕一周，拉紧后打结。在近、远中端牙齿上环绕一周，目的在于加强悬吊作用，避免拉扯对侧的龈瓣。

方法：a. 从最近中端的颊侧乳头进针后，通过牙的舌侧绕着颊侧第2个乳头处进针；

b. 依次缝合颊侧乳头；c. 到最远中时从远中绕至颊侧；d. 再从近中绕至舌侧，即在最远中的牙上绕圈，然后从舌侧最远中乳头进针；e. 从牙的颊侧绕至舌侧；f. 依次缝合舌侧乳头；g. 达术区最近中处时，缝线要在邻近的牙上绕圈，以加强两侧龈瓣的固定；h 拉紧缝线，打结，颊、舌侧龈瓣被悬吊固定在牙齿上。

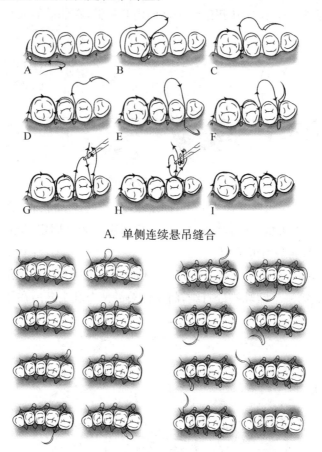

A. 单侧连续悬吊缝合

B. 双侧连续悬吊缝合

**图 4-8-9 单、双侧连续悬吊缝合**

③ 褥式缝合：使龈瓣更好地贴合骨面（图 4-8-10）。

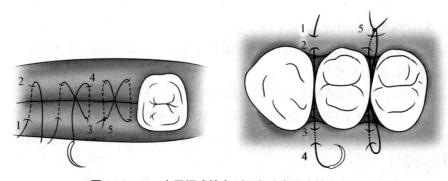

**图 4-8-10 水平褥式缝合（左）和垂直褥式缝合（右）**

a. 水平褥式缝合：两牙间有较大缝隙或龈乳头较宽时。

b. 垂直褥式缝合：GTR、植骨术等。

④ 锚式缝合(图 4-8-11)：适用于最后一个磨牙远中楔形瓣的缝合，或与缺牙间隙相邻处的龈瓣闭合。

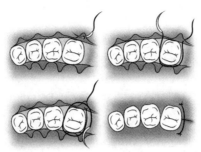

图 4-8-11 锚式缝合

将最后一个磨牙的远中的龈瓣或缺牙间隙处的龈瓣以锚样的固定方式固定在邻近的牙齿上。进针应尽量靠近牙齿，使龈瓣紧贴牙面，避免愈合后在邻面形成"V"形缺口。

缝合后，仔细检查龈瓣是否密贴骨面，张力是否适中，龈缘有无卷曲，骨面是否均已覆盖等，若牙龈发白则表示张力过大。轻轻压迫片刻后检查龈瓣下方有无渗血。

3. 牙周塞治剂

(1) 种类及组成：含丁香油的塞治剂，不含丁香油的塞治剂。

(2) 作用

① 保护作用：避免食物等外界物质对创口的刺激，保护术后创面。

② 止痛作用：避免刺激带来的疼痛，塞治剂中的成分具有安抚镇痛作用。

③ 止血作用：塞治剂固化后可压迫止血，塞治剂中的成分具有收敛作用。

④ 固定作用：颊、舌面塞治剂固化后可起到暂时性夹板的作用。

(3) 使用方法

① 局部止血、去湿，尽量保证干燥，可在缝合后用纱布轻压龈瓣数秒。

② 将调好的塞治剂一次或分次贴压于牙面，可用湿棉签或棉球，可压入邻间隙以利于固位，但不可压入龈瓣下。

③ 将唇颊黏膜湿润后，轻轻向不同方向牵动整塑。

④ 修整多余的塞治剂。

一般放置一周，可适当延长 1~2 d，必要时可一周后再放一次，除去时最好分块取下，以免将缝线一起扯下。

☞ 注意事项：

牙周手术器械是精细器械，许多还是锐利器械，因此，在实习中一方面要注意对器械的保护，另一方面还应注意不要伤及自己。

# 实验九　牙龈切除术

## 【目的要求】

初步掌握牙龈切除术的基本原则和方法。

## 【实习内容】

1. 了解牙龈切除术的手术过程。
2. 掌握切口角度调节原则。
3. 在模型上做模拟牙龈切除术。

## 【实验器材】

1. 牙龈切除术模型。
2. 牙龈切除手术器械:口镜、牙科镊、探针、牙周探针、标记镊、斧形刀、牙龈乳头刀、镰形洁治器、锄形洁治器、匙形刮治器、小弯手术剪、注射针头、亚甲蓝。

## 【方法步骤】

1. 根据袋的深度,用标记镊在牙龈表面作溢血点,用1‰亚甲蓝连点成线(图4-9-1)。

2. 用斧形刀的后刀缘在距标记线约2~3 mm的根方牙龈处以45°角做切口(根据组织的厚度及该取的解剖特征,可改变切口与标记线之间的距离以及刀口与牙长轴所成的角度,但不要切在牙槽黏膜上),切入时,应恰能切到牙周袋袋底。切舌(腭)侧时,切线与标记线之间的距离可稍近些,角度要求不必过于严格(图4-9-2)。

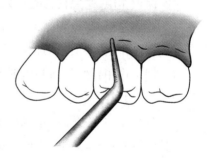

图4-9-1　表面标记

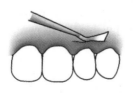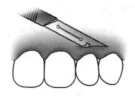

图4-9-2　外斜切口

3. 切开后,用龈乳头刀的尖端正对龈乳头,并与龈面成 45°角从切口中插入牙间隙,再向近远中推插切断龈乳头,并用刀尖剥离,使与牙面彻底分离,避免组织撕裂(图 4 - 9 - 3)。

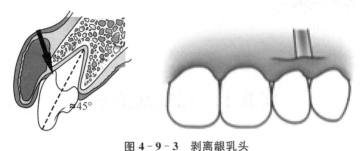

图 4 - 9 - 3　剥离龈乳头

4. 检查切口,修整龈缘和残余肉芽,彻底刮除残余牙石。

5. 用斧形刀的中刃缘修刮创面,使创缘与邻接的牙龈表面刮成过渡的组织面(图 4 - 9 - 4)。

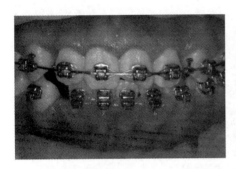 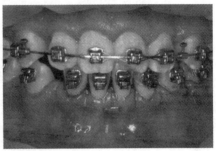

图 4 - 9 - 4　牙龈切除前(左)和牙龈切除后(右)

6. 生理盐水冲洗,压迫止血。

7. 最后做牙周塞治:塞治剂搓成条状,压入牙间隙,牵拉唇颊肌肉做肌功能修整,不影响咬合,表面光滑,外形整洁(塞治剂的作用:保护创面,阻止肉芽组织过度增生,防止感染,固定松牙,止血,暂时防止牙颈部过敏)(图 4 - 9 - 5)。

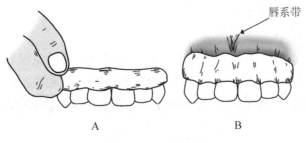

唇系带

A　　　　　　　　　　B

图 4 - 9 - 5　牙周塞治

8. 术后注意:术后 24 h 内进半流质或软食,用非手术侧咀嚼,不刷牙,可含漱。24 h 后,非手术侧刷牙照常。如术后1周内塞治剂脱落,可先嘱患者以漱口液漱口,创面涂布亚甲紫,重上塞治剂。1周后拆除塞治剂,可用抗生素软膏按摩牙龈3～5 d以加速创面愈合。

☞ 注意事项:

1. 正确探查袋底的深度。

2. 进刀的角度和位置。

# 实验十　翻瓣刮治术

## 【目的要求】

初步掌握翻瓣术的基本原则和方法。

## 【实习内容】

1. 了解翻瓣术的手术过程。

2. 掌握翻瓣术的适应证。

3. 掌握翻瓣术的三个切口。

4. 在模型上做模拟翻瓣术。

## 【实验器材】

1. 牙周翻瓣术模型。

2. 牙周翻瓣术手术器械:口镜、牙科镊、探针、牙周探针、标记镊、持针器、手术刀(15号/11号/12号)、刀柄、斧形刀、牙周锉、骨膜分离器、匙形器、肉芽组织刮匙、手术剪、亚甲蓝、药杯。

## 【方法步骤】

1. 切口:(以改良翻瓣术为例)

(1) 水平切口(图4-10-1)

第一切口:内斜切口。在距龈边缘1 mm处,循牙龈边缘的波浪形,刀尖向根尖方向,与牙根成$10°～20°$角切入,刀片从术区的一端唇面开始以提插式直达每个牙齿的牙槽骨嵴顶,并循牙龈的扇贝状外形行走,应注意保留牙间乳头,然后用骨膜分离器将龈瓣分离到骨嵴处。

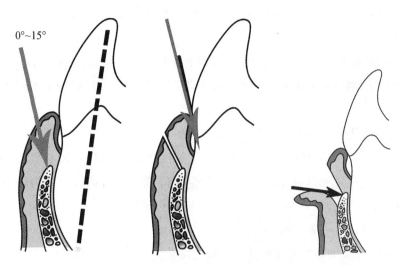

图 4 - 10 - 1 内斜切口(左)、沟内切口(中)、牙间水平切口(右)

优点为：① 用手术刀锐分离的方法，彻底除去袋内壁上皮和感染组织并且可以修整骨外形。② 保留了牙周袋外层的附着龈。③ 使软组织更易贴合在硬组织上，愈合后牙龈外形良好。

第二切口：沟内切口。将刀尖伸进牙周袋内直达袋底，将欲去除的上皮领圈肉芽、结合上皮从牙面分离。

第三切口：牙间水平切口。刀尖与牙长轴垂直，在靠近牙槽骨嵴顶的边缘上，从骨嵴向牙面沿水平方向移动，切下已被分离的上皮领圈等组织。并应伸入邻面间隙，将已被切除的牙间乳头内层从牙面分离。

本手术优点：切除袋内壁较多，在根面平整及移去软组织壁时的进路及操作余地较大，也可以修整骨外形。同时，因为开放了牙周韧带间隙而可发挥牙周韧带的爬行附着能力。

(2) 纵行切口(图 4 - 10 - 2)：改良翻瓣术，一般不做纵行切口，但有时为了更好地暴露根面和骨面，在水平切口的两端可做纵行切口。纵行切口应位于邻牙轴角处的附着龈或超过膜龈联合，并应将龈乳头包括在牙龈瓣内，不要将牙龈乳头或在牙龈的唇颊面中央劈开。矩形瓣、角形瓣。

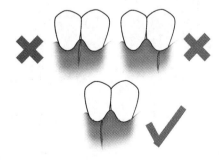

图 4 - 10 - 2 纵行切口

2. 用骨膜分离器将瓣剥离：应使手术区完全暴露，不受膜龈联合界的限制。

(1) 全厚瓣：侧方插入龈乳头边缘，先分离龈乳头，再分离附着龈，骨膜分离器抵骨面进行钝分离，沿牙槽骨将骨膜连同龈瓣一同翻起，以暴露病变区。

（2）半厚瓣：龈瓣只包括表面上皮及下方的一部分结缔组织，而深部的结缔组织连同其下方的骨膜仍覆盖于牙槽骨上。

3. 进行彻底的根面平整：根瓣翻开后，龈下牙石已完全暴露，用龈上洁治器彻底刮除龈下牙石，同时用刮净根分叉间及牙槽骨面的炎性肉芽组织。然后用根面锉将暴露的根面平整。

4. 如龈瓣内壁仍有残留的肉芽组织，可用弯头剪刀剪净。

5. 如遇唇（颊）舌（腭）侧的骨袋，或邻面较宽的骨袋，则需用小轮状砂石、圆钻、或骨锉修整牙槽骨，使接近生理形态，注意应尽量避免降低牙槽骨高度。如为较窄而深的骨袋，则将袋内肉芽组织刮净，不必进行骨修整，以期获得骨再生。

6. 用温生理盐水冲洗创面。

7. 将龈瓣复位，用湿纱布压迫使之与根面贴合。

复位于牙颈部：前牙区为了避免术后牙根暴露，应尽量保留牙龈，切口从龈缘的根方 0.5～1 mm 处切入，或从龈缘做内斜切口，切除袋内壁上皮，在复位时将龈瓣复位于牙颈部，即为常用的改良 Widman 翻瓣术（图 4-10-3a）。

复位于牙槽嵴顶处：在后牙区，为了尽量消除牙周袋，在角化龈有足够宽度的部位，可以于接近袋底和牙槽嵴顶处做内斜切口，切除一部分袋壁牙龈，降低龈瓣的高度并削薄龈瓣，龈瓣复位后位于牙槽嵴顶处的根面上，刚刚能将骨嵴顶覆盖，适用于后牙消除中等深度及深牙周袋以及需修整骨缺损者，也适用于因根分叉病变而暴露根分叉者，但必须有足够宽度的角化龈（图 4-10-3b）。

根向复位：当深牙周袋底超过膜龈联合，而角化龈又较窄时，可从龈缘处做内斜切口和双侧垂直切口，将龈瓣向根方推移，复位在刚刚覆盖牙槽嵴顶的水平，加以缝合固定，适用于牙周袋底超过膜龈联合界者以及因根分叉病变需暴露根分叉而角化龈过窄者（图 4-10-3c）。

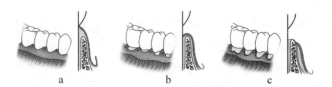

a—复位于牙颈部；b—复位于牙槽嵴顶；c—根向复位

**图 4-10-3　龈瓣复位**

8. 缝合：如为双侧翻瓣，可做间断缝合。如唇（颊）侧为翻瓣，而舌（腭）侧的牙龈被切除，可做悬吊缝合或连续悬吊缝合（详见本章实验八）。

9. 牙周塞治：在翻瓣术后将牙周塞治剂覆盖在术区表面，可以保护创面，<u>止血止痛</u>。值得注意的是，牙周塞治对于翻瓣术来说不是必需的（图 4-10-4）。

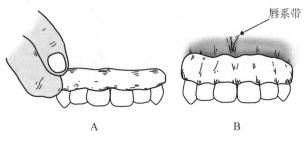

图 4 - 10 - 4　牙周塞治

10. 术后处理：术后 5～7 d 拆线。术后 6 周内不要探查牙周袋，以免影响附着。

👉 注意事项：

1. 分离龈乳头时，必须尽量将龈乳头均匀分成颊舌两半，避免将分离处偏向一侧。

2. 剥离分开龈瓣时，要注意保持龈瓣组织完整，不使其破损或撕裂。

3. 检查牙齿邻面及舌（腭）面的龈下牙石及炎性肉芽组织是否已经刮净，根面是否平整光洁。

4. 用剪刀修剪龈瓣内侧的肉芽时，应避免将龈乳头剪平。在修剪过长的龈缘时，应保持修剪后的龈缘近似正常的牙龈曲线。

5. 唇（颊）或舌（腭）侧牙槽骨修整时，应避免降低牙槽骨的高度。

## 参考文献

［1］孙卫斌. 牙周基础治疗技术［M］. 南京：江苏科学技术出版社，2007.

［2］孟焕新. 牙周病学［M］. 5 版. 北京：人民卫生出版社，2020.

［3］Gehrig J S，Sroda R，Saccuzzo D. Fundamentals of periodontal instrumentation and advanced root instrumentation［M］. 8th ed. Alphen aan den Rijn：Wolters Kluwer，2016.

［4］Schoen D H，Dean M C. Contemporary periodontal instrumentation［M］. Philadelphia：W. B. Saunders，1996.

口腔正畸学

第五章

# 实验一　病史采集、错𬌗畸形检查与门诊病历书写

## 【目的要求】

通过教学，了解正畸初诊病人的临床检查方法、项目，掌握门诊病历的书写规范。

## 【实验内容】

1. 讲授 Angle's 分类。

2. 示教初诊检查。

3. 同学相互检查。

4. 书写门诊病历。

## 【方法步骤】

### 一、掌握 Angle's 分类

Angle's 分类法是目前正畸界使用最为经久和广泛的错𬌗畸形分类法。它是 Angle 在 1899 年提出的(图 5-1-1)。

Angle 认为上颌骨固定于头颅上，位置恒定；上第一恒磨牙生长在上颌骨上，稳定而不易错位。于是以第一恒磨牙为基准(为参照物，认为它不动)，在矢状方向上(前后向上)，将错𬌗分为三大类。

1. 安氏Ⅰ类错𬌗：中性错𬌗(Class Ⅰ，neutrocclusion)。

在正中𬌗位时，上颌第一恒磨牙的近中颊尖咬合于下颌第一恒磨牙的近中颊沟内，全口牙齿无一错位者为正常𬌗。上下牙弓有错位者为安氏Ⅰ类错𬌗。

常见表现：前牙拥挤，上牙弓前突，双牙弓前突，前牙反𬌗。

2. 安氏Ⅱ类错𬌗，也称为远中错𬌗(Class Ⅱ，distocclusion)。

在正中𬌗位时,下颌后退1/4磨牙或半个双尖牙的距离,即上下第一恒磨牙的正中颊尖相对时,称轻度远中错𬌗关系(远中尖对尖)。当下颌后退至上颌第一恒磨牙的近中尖咬合于下第一恒磨牙与第一双尖牙之间时,称为完全远中错𬌗关系。安氏Ⅱ类错𬌗表现多样,可以有下面几种表现:

(1) 安氏Ⅱ类亚类(Class Ⅱ, division 1, subdivision):磨牙关系只有一侧为远中错𬌗,另一侧为中性关系。

(2) 安氏Ⅱ类1分类(Class Ⅱ, division 1):磨牙远中错𬌗关系+上切牙唇向倾斜。症状表现为:深覆盖、深覆𬌗、上唇发育不足、开唇露齿。

(3) 安氏Ⅱ类2分类(Class Ⅱ, division 2):磨牙远中错𬌗关系+上切牙舌倾。症状表现为:内倾型深覆𬌗。

3. 安氏Ⅲ类错𬌗,也称为近中错𬌗(Class Ⅲ, mesiocclusion)。

在正中𬌗位时,下颌前移1/4磨牙或半个双尖牙的距离,即上第一恒磨牙的近中颊尖与下颌第一恒磨牙的远中颊尖相对,称轻度近中错𬌗关系(近中尖对尖)。若下颌向近中移位半个磨牙或一个双尖牙的距离,第一恒磨牙的近中颊尖咬合在第一、第二恒磨牙之间,称为完全的近中错𬌗关系。如果磨牙关系一侧为近中关系,另一侧为中性关系,则称为安氏Ⅲ类亚类错𬌗。

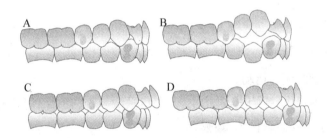

A—正常𬌗;B—安氏Ⅰ类错𬌗;C—安氏Ⅱ类错𬌗;D—安氏Ⅲ类错𬌗

**图 5-1-1 Angle's 分类法示意图**

## 二、了解正畸初诊病人的临床检查方法及项目

1. 一般情况

(1) 填写资料表:姓名、年龄、生日、职业、详细住址、电话。

(2) 主诉:最关心的问题(病人要求)。如:牙不整齐、虎牙、"地包天"等。

(3) 现病史:是否进行过正畸治疗,疾病发展过程。

(4) 不良习惯:睡眠习惯、吮指习惯、舌习惯、唇习惯、咬物习惯。

(5) 既往病史和全身状况:是否患有慢性鼻炎、腺样体肥大;呼吸和睡眠状况;是否有冠心病、糖尿病和肾病等系统病史;是否长期使用药物;药物过敏以及一般过敏情况。

(6) 家族史:是否具有相似家族病史。

(7) 生长发育:营养、身高、体重、是否初潮。

2. 面部检查

(1) 正面观:面部是否对称,颏部是否居中,面高特别是下面高是否正常等。

(2) 侧面观:面型、鼻唇角、颏唇沟、上下唇突度、下颌平面角的情况。

(3) 微笑观:微笑是否对称,口唇闭合情况,有无开唇露齿。

3. 功能检查

(1) 发音、吞咽情况。

(2) 颞下颌关节:是否有弹响,张口度,下颌运动轨迹是否正常等。

4. 口腔检查

(1) 磨牙关系:近、远中、中性关系。

(2) 前牙关系:覆𬌗、覆盖、反𬌗。

(3) 牙齿排列:是否有个别牙严重排列不齐、阻生、锁𬌗、后牙反𬌗等。

(4) 替牙状况,牙齿是否缺失,牙齿大小、形状是否正常。

(5) 牙周状况:牙龈是否红肿,菌斑生物膜、牙结石是否沉积,是否有深牙周袋,牙齿松动情况,牙龈退缩情况。

(6) 牙体牙髓状况:是否有龋齿、残冠等。

(7) 其他问题:如系带异常。

松动牙:有无松动牙。

上颌:发育情况。

下颌:运动,前伸、侧方运动。

颞下颌关节:疼痛史、弹响史、外伤史,开闭口平滑与否、有无疼痛及弹响。

其他:舌、舌系带、咽、扁桃体、黏膜。

诊断:略。

同学相互检查,完成病历。


# 实验二　印模采集与标准记存模型的制作


## 【目的要求】

通过示教及操作,对正畸研究模型的制取过程、方法及特殊要求有初步的认识。

## 【实验内容】

1. 示教取印模及灌制模型。

2. 学生互相取模及灌制模型。

3. 学生修整模型。

4. 模型分析训练示教及实习。

## 【实验器材】

消毒检查盘一套、漱口杯、消毒纱布、各型托盘、酒精灯、海藻酸钠印模材料、石膏、橡皮碗、调拌刀、玻片、小刀、蜡片、长鼻钳、大蜡刀、蜡刀架和玻璃板等。

## 【方法步骤】

### 一、制取模型

1. 检查准备：调整手术椅，使病人咬合平面与地面平行，高度应使口唇与医生手臂高度一致。检查病人口裂大小及口内情况，检查牙齿形态与大小。

2. 选托盘：按照病人牙弓大小与形态选择上下有孔平底托盘（托盘与牙弓内外侧间应有 3～4 mm 间隙），并在病人口中试放。取模前要解除病人的紧张心理，尤其是儿童，还应教会病人在取下颌印模时抬高舌尖。

3. 取印模：取适量藻酸盐印模材料和水调拌均匀后放在托盘内。

（1）取下颌印模：因为取下颌印模时，印模材料一般不会流向咽部而引起恶心或呕吐，但也要提前告知患者可能出现的不适反应。操作时，医生站在病人的右前方，右手持盛满印模材料的托盘，左手持口镜牵拉病人一侧口角，用旋转方式将托盘放入口内，在托盘就位的同时令病人将舌尖稍向上后抬起；取出口镜后，托盘后柄正对面部中线，轻轻加压使托盘就位；用右手食指、中指保持在下颌双尖牙区使托盘稳定不动；左手牵拉口唇和颊部，以获得良好的前庭沟解剖形态；待印模材料凝固后取出。

（2）取上颌印模：基本同取下颌印模，但体位需要更直立，以防患者恶心、呕吐。医生站在病人右后侧，取模时如病人有恶心等不适感，嘱病人鼻子吸气，嘴巴呵气，双肩放松、头微向前伸和低头；特别注意托盘由后向前就位，防止印模材料流向咽部。

4. 印模完成后，检查印模。必须清晰、光滑、完整，不与托盘分离，唾液应冲洗干净，并吹干印模上牙齿印迹区的水分。

### 二、灌注模型

在盛有适量水的橡皮碗中慢慢加入石膏，石膏与水比例为 2∶1（100 g 石膏加水约50～60 ml），用调拌刀搅拌均匀，振动几次，排出空气；同时左手持托盘柄，在橡皮碗边缘轻轻敲击、抖动；边抖动，边灌石膏，使其由一处流至整个印模，不要将石膏直接倾注到模型低凹部分，以致空气不能逸出而形成空气泡（孤立牙可用细火柴棍插入加强）；石膏盛满印模后，再将多余石膏堆积在玻璃板上，将印模翻转置于堆积的石膏上，使托盘底与玻璃板平行,不加压以免印模受压后变形;此后,用调拌刀由下向上将四周石膏修平。模型的基座石膏及厚度应一次加够,一般前界应超过切牙前缘 5 mm 以上,后界也应在最后一个磨牙后缘 5 mm 以上,腭顶或口底最薄处厚度不应少于 10 mm,静置模型约 0.5 h。

待石膏发热凝固后,修整托盘周缘覆盖的石膏,用小刀轻轻撬动托盘边缘,使印模与模型分离;然后一手拿住模型底座,一手握托盘柄,顺牙长轴方向分离模型。

### 三、模型修整

正畸记存模型一方面需要完整的口腔解剖结构便于观察,也需要一定的解剖外形以利于美观和保存。因此,在模型干燥后,需要用模型修整机按下述顺序进行修整(图 5 - 2 - 1)。

1. 修整上颌模型底座后壁,使其与模型底面及牙弓中线垂直,注意保留上颌结节。

2. 修整模型的侧壁,使其与双尖牙及磨牙颊尖平行。

3. 修磨上颌模型前壁,使呈尖型,其尖应对准上颌模型的中线。

4. 将上颌模型的后壁与两侧壁所形成的夹角磨去,使之形成夹壁,并与原夹角的平分线垂直。

5. 将上、下颌模型按已核对好的咬合关系对合起来,使下颌模型的底面与上颌模型的底面平行,上下模型对合后的总高度约等于上颌模型高度的两倍。

6. 以上颌模型为基准,修磨下颌模型的后壁、侧壁及夹壁,使之与上颌模型一致。下颌前壁为一弧形,与牙弓前段外形相似。

7. 模型记录:应用彩色笔再次画上记录上、下第一恒磨牙的咬合关系线,然后在上下模型后壁上标写姓名,性别,年龄,取模的年、月、日及编号。

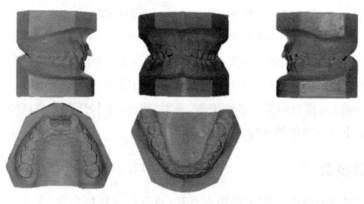

图 5 - 2 - 1　模型修整标准

# 实验三　X线头影侧位片描绘

## 【目的要求】

初步了解头影测量分析法常用标志点的定位、常用平面及测量项目的组成和意义。

## 【实验内容】

1. 示教 X 线头影测量的常用标志点、常用平面及常用测量项目。

2. 学生在 X 线头颅侧位片上进行常用标志点定点、平面描迹、测量常用的角度和线距等项目实践。

## 【实验器材】

头颅侧位片、硫酸纸、硬质铅笔、橡皮、三角尺、量角器和 X 线观片灯等。

## 【方法步骤】

头影测量分析是定点、描记、测量和分析的连续过程,旨在分析颌骨在矢状向(骨性Ⅰ、Ⅱ、Ⅲ类)和垂直向(高角、均角、低角)存在的问题,以及上下前牙存在的问题(前突、正常、内倾)。少数分析法纳入了软组织测量,不作为本实验课的重点。

1. 定点:向学生讲解头颅侧位片相关标记点的来源(图 5-3-1);将硫酸描图纸固定在 X 线头颅定位侧位片上,且置于观片灯上,用铅笔描出以下点(图 5-3-2):

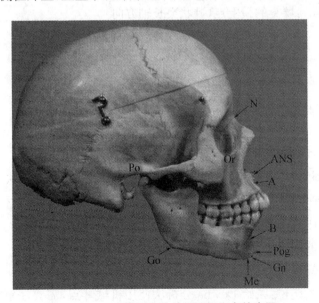

**图 5-3-1　头颅侧位片的颅面标记点的来源**

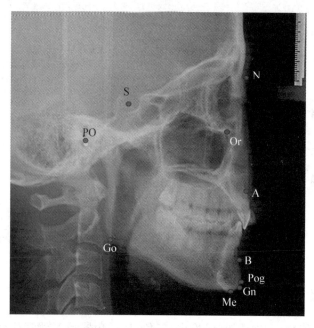

**图 5 - 3 - 2　头颅侧位片的定点**

> 蝶鞍中心点(S):蝶鞍影像的中心。

> 鼻根点(N):鼻额缝的最前点。

> 耳点(Po):外耳道之最上点。

> 眶点(Or):眶下缘之最低点。

> 上齿槽座点(A):前鼻棘与上齿槽缘点间之骨部最凹点。

> 上中切牙点(UI):最前的上中切牙切缘。

> 髁顶点(Co):髁突的最上点(髁状突长轴方向)。

> 下颌角点(Go):下颌角的后下点。

> 下齿槽座点(B):下齿槽突缘点与颏前点间之骨部最凹点。

> 下中切牙点(LI):最前的下中切牙之切缘点。

> 颏前点(Pog):颏部之最突点。

> 颏下点(Me):颏部之最下点。

> 颏顶点(Gn):颏前点与颏下点之中点。

2. 描绘(tracing):按照图 5 - 3 - 3 所示,在硫酸纸上(或者电脑软件上)描绘出患者外耳道、颅底、鼻骨、眶部、翼上颌裂、上颌骨、下颌骨、上前牙、下前牙和软组织影像。在定点和描绘过程中,注意以下几点:

> A 点位置的确定:A 点的高度一般与根尖点高度等同;

> 眶点:如果双侧眶部重叠性不好,需要取中间值;

> 耳点(Po)的定位:原始 Downs 分析法使用机械耳点,需要注意拍摄的 X 线片的

机械耳点是否位于外耳道,如未位于外耳道,需要改用解剖耳点;解剖耳点的高度一般同髁突高度。

➤ 下颌下缘和升支的描绘:双侧下颌骨由于体位不佳或者左右不对称,可能出现2个影像,取中间值。

➤ 上下切牙的描绘:准确获得上下切牙的长轴是头影测量的重点,是头影测量分析牙齿畸形和目标切牙位的基础。由于前牙区可能存在严重的拥挤,各个切牙切缘及根尖点的准确定位就是一个难题。按教科书要求,以最前突的牙作为描记。

➤ 下颌平面的定位方法:一般采用颏下点(Me)向下颌后缘作切线获得下颌平面。

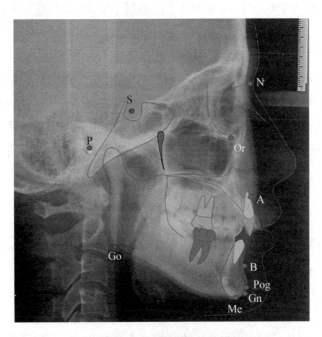

图 5-3-3 头颅侧位片的描绘

3. 测量:采用量角器和三角板,测量以下项目。

(1) 矢状骨面型指标:

➤ SNA 角:即 SN 平面与 NA 线的后下交角,代表上颌基骨对颅部的位置关系。

➤ SNB 角:即 SN 平面与 NB 线的后下交角,代表下颌基骨对颅部的位置关系。

➤ ANB 角:即 NA 线与 NB 线的交角,此角度为 SNA 与 SNB 的差值,代表上下颌基骨之间的位置关系。

(2) 垂直骨面型指标

➤ MP-SN 角:下颌平面(mandibular plane,MP)与前颅底平面(SN)之间的交角,代表下颌平面的倾斜度;

➤ MP-FH 角:MP 平面与眶耳平面(FH)的交角,代表下颌平面的倾斜度。

注意：一般来说，SN 平面与 FH 平面成 5°的夹角，如果夹角与 5°差异很大时，需要考虑是否定点错误，或者前颅底结构异常。

𬌗平面角(cant of occlusal plane)：𬌗平面与眼耳平面之交角，代表𬌗平面的斜度。

（3）牙型指标

➤ UI - SN 角：上中切牙长轴与 SN 平面相交的后下角，代表上中切牙的唇倾度，此角度过大代表牙齿唇倾，过小代表牙齿舌倾。

➤ UI - NA 角：上中切牙长轴与 NA 线的交角，正常人的 NA 线在上中切牙牙长轴前方，此角度过大代表牙齿唇倾，过小代表牙齿舌倾。

➤ LI - MP 角：下中切牙长轴与 MP 平面的后上交角，此角度过大代表牙齿唇倾，过小代表牙齿舌倾。

➤ LI - NB 角：下中切牙长轴与 MP 平面的交角。

4. 分析：头影测量分析学不仅包括了前述的定点、描绘和测量，最重要的是对测量结果的分析，需要根据测量结果的数值进行分析。① 矢状骨面型。根据面角、颌凸角和A-B平面角分析是否存在颌间关系不调。② 垂直骨面型。根据下颌平面角和 Y 轴角分析患者垂直向是否存在问题和面部发育趋势。③ 牙齿。是否存在上下牙的倾斜度异常或者突度异常。

# 实验四　活动矫治器固位部位、加力部位制作

## 【目的要求】

掌握邻间钩、双曲舌簧及箭头卡环的结构和制作方法并弯制，了解活动矫治器的固位及加力原理。

## 【实习内容】

示教弯制邻间钩、双曲舌簧及箭头卡环。

## 【实验器材】

石膏模型，直径 0.5 mm、0.8 mm 和 0.9 mm 不锈钢丝，梯形钳，切断钳。

## 【方法步骤】

1. 改良箭头卡环(modified Adam's clasp)（图 5 - 4 - 1）：改良式箭头卡环是活动正畸矫正器常用的固位装置，它是美国医生 Adam 于 1957 年首创的，所以又称为 Adam 氏

卡环,常用于第一恒磨牙,也可用于前磨牙,它将两个箭头伸入固位牙的倒凹中,利用颊侧近远中近颈部轴角处的倒凹固位,弯制正确可获得最佳的固位效果。通常用直径0.8 mm或0.9 mm的不锈钢丝弯制。

(1)弯制前,为了使卡环能够紧紧卡抱牙齿,在石膏模型上,用雕刻刀在需用的磨牙或前磨牙颊面的近远中邻间隙龈乳头区沿牙面刻去0.5 mm,以尽量使卡环与牙齿紧密贴合。

(2)取0.8 mm不锈钢丝一段,在钢丝中部,在基牙颊面形成卡环桥部,长度约短于颊面近远中宽度,使桥部处于基牙颊面殆1/3至中1/3交界处,桥部应与牙列颊侧平行,与颊面保持1.0 mm距离,继而测量体部到龈缘的高度,在钢丝上用红铅笔做两个标记,然后将钢丝在做标记处向上后形成两个箭头,将箭头转向牙冠近远中面邻间隙方向,箭头与牙长轴成45°角,并紧贴于颊面近远中轴角区的牙面上,起固位作用。箭头部位的弯制应靠手指的力量,通过调整箭头使卡环水平部离开牙面约1 mm。

(3)最后用尖钳将近、远中两末端钢丝沿基牙的近、远中殆外展隙及舌外展隙至舌侧组织面,形成连接体(connector)。

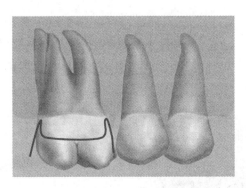

图5-4-1 箭头卡环的弯制示意图

2.邻间钩(图5-4-2):邻间钩主要通过末端的钩伸入牙齿邻间隙,利用两颗牙齿接触点下方的倒凹起到固位作用,一般用0.8 mm或0.9 mm不锈钢丝弯制。邻间钩通常用于双尖牙及磨牙的邻接处,如相邻的两牙具有良好的邻接关系,邻间钩常可获得较强的固位力。

(1)修整模型,在需放置邻间钩的基牙邻间隙内,将接触点下方龈乳头处刻去0.5~1 mm的石膏。

(2)用钳子弯制末端闭合的钩,长度为1~1.5 mm,以钩住两邻牙楔状隙处邻接点,另一

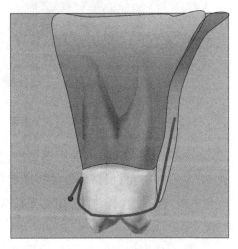

图5-4-2 邻间钩的弯制示意图

端沿颊外展隙处跨过殆外展隙,弯向舌侧,与舌侧组织面形成连接体,连接体末端弯成小圈或钩,并离开黏膜 0.5 mm。

3. 双曲舌簧(图 5-4-3):一般用于腭向错位的切牙的矫治,一般用直径为 0.5 mm 的不锈钢丝弯制,对于乳牙,有时为了避免矫治力过大也可以使用直径为 0.014 英寸(约合)、0.36 mm、0.016 英寸(约合)、0.41 mm 的澳丝。

(1) 取一段直径为 0.5 mm 不锈钢丝或者直径为 0.014 英寸的澳丝一段,将一端磨圆钝,从被矫治牙舌侧近中(或远中)邻面边缘嵴开始,沿龈缘弯向近中(或远中),其宽度约窄于舌侧颈部近远中宽度 1 mm,用梯形钳平行向近中(或远中)转折钢丝形成第一曲,该曲与被矫治牙颈缘外形应一致,曲要保持圆钝,不能形成角度。

(2) 用梯形钳平行于第一曲长度 3/4 处向近中(或远中)转折形成第二曲,向远中行至于第一曲宽度 1/2 时,用梯形钳夹住双曲,使两个曲位于同一平面,用另一手向下压钢丝,使其与弹簧平面成直角,而弹簧平面与牙体长轴垂直,将连接体的 2/3 包埋在基托内。

(3) 调节:每次复诊时打开弹簧约 1 mm,但每次调整后要求弹簧平面始终与牙体长轴垂直。

4. 菱形扩弓簧(图 5-4-4):也称为分裂簧,其形状为菱形,常用来扩大牙弓。多采用直径为 0.9 mm 或 1.0 mm 的不锈钢丝弯制。一般放置在上颌腭顶部的前磨牙区的中线处,也可以放于磨牙区。

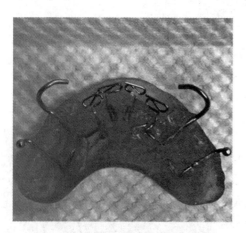

图 5-4-3　双曲舌簧的弯制示意图

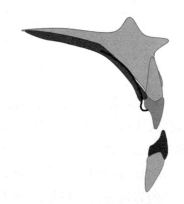

图 5-4-4　菱形扩弓簧的弯制示意图

(1) 取一段约 15 cm 的不锈钢圆丝,在正中处标记,采用梯形钳弯折弓丝,两臂形成 60°左右的夹角;根据所放位置确定菱形簧的大小,一般在 1 cm,在钢丝上距菱形底端合适距离的位置标记点,用钳子将钢丝向内弯制,形成约 120°角,同样对称弯制另一侧。

(2) 在两对称钢丝交叉处,分别将钢丝向外弯曲,形成菱形簧的口。

（3）连接体末端弯制小圈或波浪形固位伸入基托内,连接体的连线应该与两侧同名磨牙或双尖牙的牙尖连线平行,与扩弓簧的中轴垂直,且与硬腭黏膜外形一致,并离开组织面1~2 mm。

（4）加力方法:在临床工作中,采用梯形钳夹住菱形底端,用力打开扩弓簧,每次1~2 mm。

# 实验五　活动矫治器连接部位及 Hawley 式保持器制作

## 【目的要求】

初步掌握 Hawley 式保持器的结构和制作方法。

## 【实习内容】

1. 示教弯制双曲唇弓。
2. 示教充胶。

## 【实验器材】

石膏模型、直径 0.5 mm 不锈钢丝、梯形钳、平头钳、切断钳、蜡刀、雕刻刀、蜡片、红铅笔、酒精灯、火柴、分离剂、自凝塑料粉和液、慢速直机头、打磨塑料用的车针与抛光用具等。

## 【方法步骤】

1. 示教弯制双曲唇弓(labial bow double loop)(图 5-5-1)

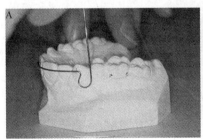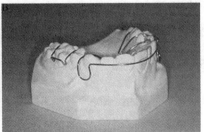

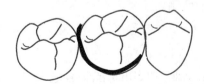

**图 5-5-1　双曲唇弓的弯制示意图**

（1）用雕刻刀把石膏模型上的气泡和边缘修整完善。

（2）用红铅笔在石膏模型上画出双曲唇弓的位置。唇弓从尖牙远中接触点的咬合方通过，"U"形曲的顶端位于牙龈缘上方 3～5 mm，唇弓的水平部位位于前牙唇面的切 1/3 与中 1/3 交界处。

（3）为了使唇弓的水平部与牙齿紧密贴合，在弯制时，用手指的力量将钢丝弯成圆滑的弧形。

（4）由唇弓的水平部分及两个垂直弯曲及两连接体组成，取一段直径为 0.7 mm 的不锈钢丝，弯制双曲唇弓的中部使其与切牙接触呈弧形，弓丝位于前牙切 1/3 与中 1/3 交界处，在两侧尖牙近中 1/3 处，将钢丝向牙龈方向弯成两个"U"形曲，曲的宽度是尖牙宽度的 2/3，高度应距前庭底 2～3 mm 并离开组织面约 1.0～1.5 mm，钢丝末端经尖牙与第一前磨牙的颊外展隙、合外展隙到腭部形成连接体，埋于基托内。

（5）双曲唇弓横跨咬合面的部分应尽量不影响咬合。

2. 充胶：用蜡将弯制好的卡环及双曲唇弓固定在模型上。将适量自凝牙托粉倒入调拌杯中，再沿小杯壁滴入适量自凝牙托水，用调拌刀搅拌均匀待用（冬天室内气温低时可将调拌杯置于手心，适当加温以缩短凝聚时间）。自凝胶聚合剂到丝状期（冬天可到丝状晚期）：取适量先将连接体包埋，再糊塑组织面基托部分，厚度约 1.5～2 mm，用大蜡刀蘸牙托水或用玻璃纸蘸冷水将其基托表面抹光，待聚合剂完全硬固后，从模型上取下矫治器，打磨抛光基托。

# 实验六　固定矫治器标准弓丝弯制

## 【目的要求】

熟悉标准第一序列弯的弯制，了解第二序列弯曲的弯制。

## 【实习内容】

1. 掌握基本弓形的弯制。

2. 熟悉第一序列弯曲的弯制。

3. 了解第二序列弯曲的弯制。

## 【实验器材】

弓丝成型器、方丝工作钳、细丝钳、切断钳、记号笔、0.018 in×0.025 in 不锈钢方丝。

## 【方法步骤】

第一序列弯曲指的是弓丝在水平面上(弓丝所在平面)唇舌向的凸出和凹陷,这样可以使不同弓丝的颊面外形一致或者产生内外向的移动。第二序列弯曲指的是弓丝在垂直向的弯曲,一般包括后倾弯、前倾弯和前牙轴倾弯,用来调整牙齿的轴倾度;也包括垂直向的上下阶梯,让牙齿伸长或者压低。

### 一、弯制上颌第一序列弯

1. 上颌基本弓形:将一段约 15 cm 的 0.018 in×0.025 in 不锈钢方丝的中央处,放进方丝弓成型器对应的槽沟内,弯制前牙段弓形(图 5-6-1)。

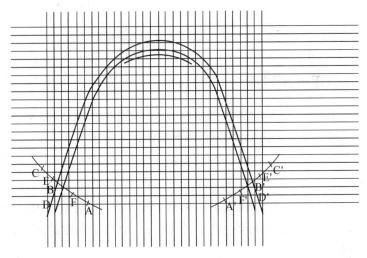

图 5-6-1　标准弓形图

2. 调整弓丝平整度,使其与牙弓标准图精确吻合。

3. 上颌侧切牙内收弯(inset)的弯制:用方丝工作钳夹住一侧上中切牙与侧切牙中间的标记点,左手食指于钳喙的近中向内微施压力,将弓丝末端从 B(B′)点弯制到 A(A′)点,再将钳喙远中的弓丝从 A(A′)点弯回到 B(B′)点,形成侧切牙的内收弯。

4. 尖牙外展弯(offset)的弯制:参照实习模型,在侧切牙与尖牙之间的弓丝上做标记;用细丝钳夹持弓丝,将远中弓丝从 B(B′)点弯制到 C(C′)点;将远中向内弯曲,逐步移动钳喙,分三次将远中弓丝从 C(C′)点弯回 B(B′)点,形成尖牙外展弯。注意,为形成圆滑的尖牙外展弯,一定将细丝钳分 3~4 次向远中滑动,每次约一个钳喙宽度的距离,一边移动一边将远中弓丝向内施力。

5. 磨牙外展弯+末端内收(toe-in)的弯制:参照实习模型,在第二前磨牙与第一磨牙间的弓丝上做标记;用细丝钳夹持弓丝,将远中弓丝从 B(B′)点弯制到 E(E′)点;再将远中弓丝向内加力,移动钳喙分两次将弓丝从 E(E′)点弯回到 F(F′)点,形成磨牙外展弯和末端内收弯。弯制磨牙外展弯时,应将细丝钳分两次向远中滑动,每次移动约一个钳喙宽度(图5-6-2)。

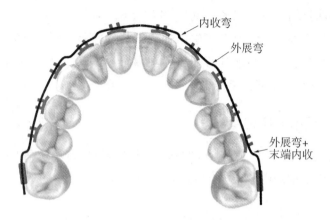

内收弯

外展弯

外展弯+
末端内收

**图5-6-2 上颌第一序列弯示意图**

### 二、弯制下颌第一序列弯

1. 下颌基本弓形:同上颌一样,弯制标准弓形,调整弓丝平整度,使其与牙弓标准图精确吻合;注意下颌前牙区会比上颌平直,以形成前牙区覆盖关系。

2. 尖牙外展弯的弯制:参照实习模型,在侧切牙与尖牙之间的弓丝上做标记;用细丝钳夹持弓丝,将远中弓丝从 D(D′)点弯制到 E(E′)点;将远中向内弯曲,逐步移动钳喙,分三次将远中弓丝从 E(E′)点弯回 D(D′)点,形成尖牙外展弯。注意,为形成圆滑的尖牙外展弯,一定将细丝钳分3~4次向远中滑动,每次约一个钳喙宽度的距离,一边移动一边将远中弓丝向内施力。

3. 磨牙外展弯弯制:参照实习模型,在第二前磨牙与第一磨牙间的弓丝上做标记;用细丝钳夹持弓丝,将远中弓丝从 D(D′)点弯制到 E(E′)点;再将远中弓丝向内加力,移动钳喙分两次将弓丝从 E(E′)点弯回到 B(B′)点,形成磨牙外展弯。弯制磨牙外展弯时,应稍移动细丝钳,一次形成形成外展弯。

### 三、弯制第二序列弯

1. 后倾弯:具有加力使牙齿远中倾斜或者维持牙齿冠远中倾斜的作用(图5-6-3a)。从尖牙和前磨牙中间点开始,钳喙近中加力将弓丝远中端向𬌗方折30°左右,然后钳喙远中加力,让远中的弓丝向龈方加力约15°;在第一前磨牙和第二前磨牙之间的中点,钳喙近中加力,让弓丝远中𬌗方折30°左右,接着在钳喙远中加力,让远中的弓丝龈方折15°左右;在第二前磨牙和第一磨牙之间的中点,钳喙近中加力,让弓丝远中𬌗方折30°左右,接着在钳喙远中加力,让远中的弓丝龈方折15°左右。因钳喙的宽窄不同和定点不同,弓丝弯曲的度数需适当调整。

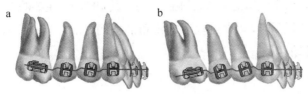

a—后倾弯;b—前倾弯

**图 5-6-3　后倾弯和前倾弯示意图**

2. 前倾弯:具有加力使牙齿近中倾斜或者维持牙齿冠近中倾斜的作用(图 5-6-3b)。从尖牙和前磨牙中间点开始,钳喙近中加力将弓丝远中端向龈方折 30°左右,然后钳喙远中加力,让远中的弓丝向殆方加力约 15°;在第一前磨牙和第二前磨牙之间的中点,钳喙近中加力,让弓丝远中龈方折 30°左右,接着在钳喙远中加力,让远中的弓丝向殆方折 15°左右;在第二前磨牙和第一磨牙之间的中点,钳喙近中加力,让弓丝远中向龈方折 30°左右,接着在钳喙远中加力,让远中的弓丝向殆方折 15°左右。因钳喙的宽窄不同和定点不同,弓丝弯曲的度数需适当调整。

# 实验七　固定矫治器各类曲弯制

## 【目的要求】

熟悉固定矫治各类曲的结构、作用和弯制方法。

## 【实习内容】

1. 讲解常用的垂直开大曲、关闭曲、靴形曲和阻挡曲的作用。
2. 示教各类曲的弯制。
3. 实习各类曲的弯制。

## 【实验器材】

细丝钳、方丝钳、切断钳、记号笔、0.018 in×0.025 in 不锈钢方丝等。

## 【方法步骤】

1. 示范正畸钳的握持:正确握持器械是弯制良好弓丝的前提,一般要求弓丝要与钳喙垂直,才能控制弓丝弯制的方向;左手握持力量不能太大,避免形成折痕;弓丝弯制靠右手加力,而不是钳喙加力。请注意示教老师的手法。

2. 基本弯制技巧:细丝钳是弯制曲的主要工具,其中圆喙为主要的工作喙(图5-7-1a);弯制直角时,钳喙要退后,以留出弓丝形成锐角的空间(图5-7-1b);弯制弓丝时,多数情况弓丝绕圆喙转动(图5-7-1c)。

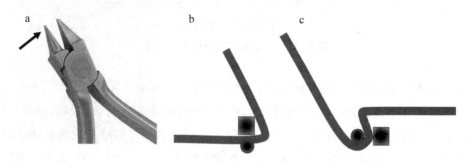

图5-7-1 细丝钳的识别和基本使用方法

3. 各类曲的作用及弯制要求

1) 垂直曲(verticalloop):根据用途和形状特征分为垂直开大曲和垂直关闭曲,见下。

① 垂直关闭曲(图5-7-2a)。用于关闭牙列间隙,在加力时拉开两臂,利用弓丝回弹力关闭间隙。要求:高度7.5 mm,宽度3.5 mm;颈部闭合,达到"轴对称";完成的曲位于一个平面上;曲近远中的弓丝位于一条直线上。

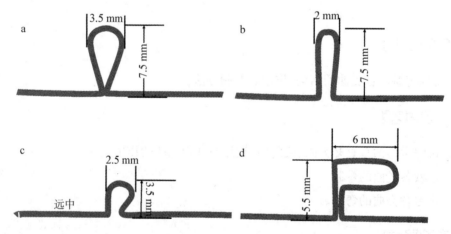

图5-7-2 各类曲的要求

② 垂直开大曲(vertical openloop)(图5-7-2b)。用来开辟间隙。由于垂直曲有效增加了托槽间的弓丝长度,所以可以提供柔和而持续的矫治力量,可多个曲配合作用。加力时,压缩放置于托槽之间。现临床上可用镍钛丝或者镍钛推簧产生相似作用。要求:曲高度7.5 mm,宽度2 mm;近中臂和远中臂等高;在同一平面上;与水平面垂直。

(2) 靴形曲(图5-7-2c)。用于压低/伸长前牙、竖直磨牙、关闭间隙等。要求:高度5.5 mm,宽度6.0 mm(可根据牙位酌情调整);靴形曲的三个水平段相互平行;完成的曲位于一个平面上;曲近远中的弓丝位于一条直线上。

(3) 停止曲(stop loop)(图5-7-2d)。一般用于磨牙颊面管近中,防止磨牙前移,调控牙弓长度。弯制成型要求:高度约3.5 mm,宽度约2.5 mm;完成的曲位于一个平面上;曲近远中的弓丝位于一条直线上;远中为直角或者略大于直角的钝角,近中为锐角,这样远中才能顶住颊面管近中。

# 实验八　固定矫治器托槽、颊面管定位(刻度法)及粘接

## 【目的要求】

初步掌握直丝弓托槽的正确位置及粘接方法。

## 【实习内容】

1. 讲解直丝弓托槽的种类和结构,粘接剂的种类和粘接原理,直丝弓托槽定位的原理。
2. 示教直丝弓托槽粘接。
3. 实习直丝弓托槽粘接。

## 【实验器材】

光固化树脂粘接剂、光固化灯、35％磷酸酸蚀剂、托槽定位器、铅笔、一次性治疗盘等。

## 【方法步骤】

在矫治开始时,应当尽量将托槽定位在正确位置上,这样托槽系统中所有预置数据才能完全和有效地表达,有助于简化操作并使结果更加一致。

1. 直丝弓托槽定位的基本原则:后牙区治疗后边缘嵴尽量维持一致,避免出现高低错落;前牙区结合相邻牙的高度差别定位。

2. 评估错𬌗畸形的整体情况:结合模型上牙齿的排列和全景片(临床上),分析牙齿轴向,确定好将来牙齿需要排列的位置。

3. 托槽定位的基本原则:近远中位于牙面中心,托槽长轴与牙长轴平行,难点在垂直高度的定位上;特别注意托槽不是粘在牙齿的几何中心。下面重点讲述垂直向的定位。一般上颌按照 U1＝5 mm;U2＝4.5 mm;U3＝5 mm;U4＝4.5 mm;U5＝4.0 mm;U6＝3 mm;U7＝2.5 mm 高度定位,可以获得比较好的后牙边缘嵴排列和前牙整齐度。可以根据整体牙冠大小和萌出程度均一增加或者减少0.5 mm。下颌定位因受咬合的影响,需要提

前评估粘接高度,粘接难度较大;前牙区按照4颗切牙同 高度即L1、L2=4 mm;L3=4.5 mm;后牙区按照咬合和边缘嵴情况调整高度,一般在4 mm(表5-8-1)。

表5-8-1 托槽高度定位表

单位:mm

| 编号 | U1 | U2 | U3 | U4 | U5 | U6 | U7 |
|------|-----|-----|-----|-----|-----|-----|-----|
| | 4.5 | 4 | 4.5 | 4 | 3.5 | 3 | 2.5 |
| 高度 | 5 | 4.5 | 5 | 4.5 | 4 | 3.5 | 3 |
| | 5.5 | 5 | 5.5 | 45 | 4.5 | 4 | 3.5 |
| 编号 | L1 | L2 | L3 | L4 | L5 | L6 | L7 |
| | 3.5 | 3.5 | 4 | 3.5 | 3.5 | 3.5 | 3.5 |
| 高度 | 4 | 4 | 4.5 | 4 | 4 | 4 | 4 |
| | 4.5 | 4.5 | 5 | 4.5 | 4.5 | 4.5 | 4.5 |

4. 识别托槽位置:一般来说,厂家在生产托槽的时候,在远中龈方位置都放置有标记点,以确定托槽位置,可以为激光打码或者颜色标记;切牙一般为平面底板,尖牙及后牙为弧形底板;托槽龈方比𬌗方小;四颗下切牙不分左右,只分上下,可能没有标记,即可以通用;上颌前磨牙区可能龈方两个翼都标记,即14、15、24和25的托槽可以通用,但𬌗龈向保持原有位置。

5. 托槽粘接操作过程:必须在先评估整个牙列的情况,确定好大致高度后才开始临床粘接,托槽粘接一般从后向前。

(1)清洁牙面:用杯状橡皮轮清洁牙面,去除牙面软垢和菌斑,以清水冲洗。

(2)酸蚀:放置开口器后,采用凝胶型37%的磷酸,处理将要粘接托槽的牙面15~30 s,大量水冲洗;建议分区酸蚀,只酸蚀需要粘托槽的位置附近,不得整体全酸蚀。

(3)隔湿:冲洗后,在唾液腺导管开口处放置棉卷隔湿。

(4)牙面处理:吹干后,涂布液体底胶。

(5)托槽粘接:取米粒大小粘接剂放置于托槽底板上,将托槽放置到牙面上;调整托槽位置让托槽位于牙面近远中中心,托槽长轴与牙长轴平行,高度定位按照前述方法定位(图5-8-1);基本定好位置后,将托槽向牙面压紧;去除多余

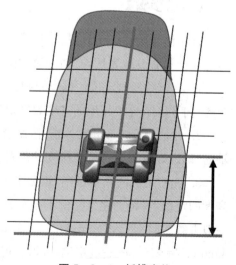

图5-8-1 托槽定位

粘接剂;仔细调整位置;近、远中各光照30 s完成托槽粘接。

# 实验九　弯制矫治弓丝及弓丝结扎

## 【目的要求】

熟悉固定矫治器不锈钢矫治弓丝基本弓形的弯制、结扎丝结扎的基本方法。

## 【实习内容】

1. 弯制直丝弓基本弓形。
2. 练习镍钛丝结扎。

## 【实验器材】

弓形图、记号笔、0.014 in镍钛圆丝、0.018 in×0.025 in不锈钢方丝、弓丝成型器、方丝工作钳、转矩钳、弓丝成型器、金冠剪、结扎丝和结扎圈。

## 【方法步骤】

不锈钢方丝在直丝弓技术中应用广泛,主要用于维持弓形、关闭间隙和打开咬合,临床常用的不锈钢方丝尺寸有 0.017 in×0.025 in、0.018 in×0.025 in、0.019 in×0.025 in。临床上有成品弓形的钢丝,可以方便使用。不锈钢方丝的弯制是正畸临床操作必须掌握的技巧。

1. 直丝弓基本弓形的弓丝弯制过程(图 5-9-1)

① 将一段长为 15 cm 的 0.018 in×0.025 in 弓丝放入成型器的沟槽中,从中点开始旋转成型器,加力让弓丝前段形成弧形,注意两边等长,到成型器上两端相交接近 90°左右,取下后放置在桌面上成 60°左右;注意后段弓丝为直线,前段为弧形。

② 双手食指和拇指握住弓丝,往外拉伸,直至末段平行。

③ 方丝钳钳喙放置在弧形段和直线段交界处近中 1 cm 左右,用左手拇指指腹将交界处将平,形成圆滑的弧形。

④ 将方丝钳钳喙移动到弓丝末端,用左手指腹将直线段加力捋出轻微的弧度。

⑤ 将弓丝放置到弓形图上比对,调整弓丝宽窄,直至接近弓形图的形状。注意不要形成明显的折痕,不能带有转矩,注重左右对称,不强求与弓形图完全一致。

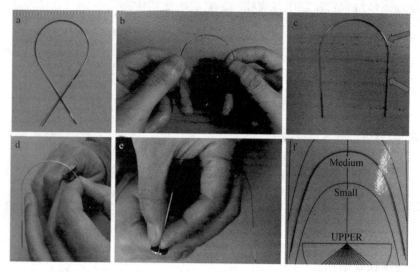

a—弓丝成型器弯制后,远中 2 臂交叉 60°左右;b—扩大弓形手势;c—初步成型的弓丝,橙色箭头处消除过大弧度,让前段弧形和后段直线型处平缓过渡,蓝色箭头指示后段直线型弓丝需要变弧形;d—消除直线与弧线交界;e—从后向前,形成后段轻微弧度;f—弓形图上对比弓形。

**图 5-9-1 直丝弓标准弓形弯制**

2. Niti 丝结扎过程(图 5-9-2)

① 确定镍钛丝长度:因前段牙齿排列不齐,需要适当确定弓丝所需长度,过长会戳破患者黏膜;一般出颊面管远中 5 mm 即可。

② 末端退火:因镍钛丝过细,容易左右滑动,需要后段回弯;因镍钛丝弹性好,不易弯制,需要将镍钛丝末端 5 mm 在火焰上烧红,退火。

③ 放入弓丝:将镍钛丝放入双侧颊面管,注意弓丝前端正中的中线位于中切牙之间。

④ 结扎:在练习中,采用上颌结扎丝结扎,下颌结扎圈结扎。结扎过程注意操作讲解。对于过于错位的牙齿,需要用结扎丝捆扎托槽后,再将镍钛丝扎向槽沟。

⑤ 末端回弯:剪除末端多余弓丝,远中超出颊面管约 2 mm,将弓丝末端向邻间隙弯折,即弓丝与𬌗平面平行。

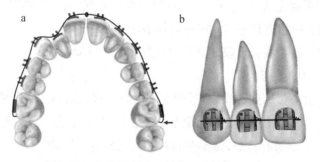

a—中线对端,末端回弯;b—结扎丝末端藏于主弓丝下
**图 5-9-2 弓丝结扎要求**

# 实验十　典型病例诊断分析及矫治方案制定训练

## 【目的要求】

了解安氏Ⅰ类和Ⅱ类病例的矫治基本原则,熟悉正畸病例诊断分析及矫治方案制定的基本原则。

## 【实习内容】

1. 讲解安氏各类病例诊断分析及矫治方案制定的基本原则。
2. 典型病例诊断分析及矫治方案制定训练,提出可能的治疗方案。

## 【实验器材】

典型病例资料(研究模型、头影测量数据、侧位片、全景片、照相资料)。

## 【方法步骤】

1. 拥挤度分析:根据患者模型,采用个别牙拥挤度确定法,测量模型中牙齿的拥挤度,注意此时不需要注意前牙整体是否唇倾或者舌倾。

2. Spee 曲线深度分析:在模型上测量患者下颌 Spee 曲线的曲度,采用双侧曲度的均值减去 0.5 mm 作为整平 Spee 曲线所需要的间隙。

3. 前牙 Bolton 指数:测量下颌 6 颗前牙宽度的总和,除以上颌 6 颗前牙宽度的总和,获得前牙 Bolotn 比值。

4. 头影测量分析:头影测量分析是正畸诊断分析的关键环节,主要用于确认正畸治疗的目标,并且分析现有错𬌗畸形的发病机制。在观片灯下或者电脑中根据患者的头颅侧位片,定点,描绘,测量,分析颌骨在垂直向和矢状向的问题,分析上、下前牙是否存在唇倾或者舌倾,分析软组织是否存在下唇前突。

5. 面部软组织分析:结合患者正面、正面微笑、45°侧面和侧面照,分析患者是否存在面型不对称、微笑露龈、上下唇前突、颏唇沟过深或过浅、鼻唇沟过大或者过小、颧骨过高和下唇外翻等问题。

6. 目标切牙位置的确定:根据患者的主诉、面型、拥挤度、牙齿倾斜度、颌骨情况和 Spee 曲线曲度等多方面的信息,确定切牙的目标位置,即前牙是否需要内收和内收的程度;因为前牙的位置与嘴唇的位置密切相关,唇齿相依,过多的上下切牙内收会导致面型过凹,内收量不足会导致前突无法纠正。

7. 目标磨牙位置的确定:正畸治疗的磨牙位置一般是磨牙中性关系,即安氏Ⅰ类关系。因此,对于安氏Ⅰ类错𬌗,上下磨牙可以同等程度前移或者后移,从而维持磨牙关系;对于安氏Ⅱ类错𬌗,下颌磨牙需要比上颌磨牙前移更多量,或者通过上颌磨牙远中移动从而纠正磨牙关系,形成磨牙中性关系。

8. 确认目标切牙位和目标磨牙位置是否协调:根据上述方法确定目标切牙位和磨牙位置后,需要核对二者的位置是否一致,从而合理利用拔牙间隙,获得理想的矫治效果。

9. 实现目标磨牙位置的支抗控制方式:根据目标磨牙位置,确定采用横腭杆、Nance托、口外弓或者种植支抗等方式。

10. 每个实习组的学生以 5 人为一小组,以幻灯片的形式准备病例报告。由带教老师组织病例讨论,每个实习组约有 1 个学生发言,其他学生进行补充,进行师生双向交流与讨论。

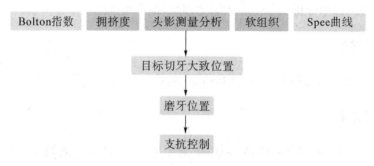

**图 5‐10‐1　正畸制定方案流程图**

## 参考文献

[1] 赵志河. 口腔正畸学[M]. 7 版. 北京:人民卫生出版社,2020.

[2] Proffit W R,Fields H W Jr,L Brent,et al. Contemporary orthodontics[M]. 6th ed. Amsterdam:Elsevier,2018.